Merrit Mogensen

Ripensare la sessualità

Gli ormoni sintetici come chiave per la terapia

bup

Merrit Mogensen
Ripensare la sessualità
Gli ormoni sintetici come chiave per la terapia

ISBN: 978-3-69035-524-7

Numero d'ordine: 2.222
anche come eBook
(978-3-69035-529.2)

Bremen University Press, 2025.
Fahrenheitstr. 11
28359 Bremen
bup@bremenuniversitypress.com
www.bremenuniversitypress.com

Merrit Mogensen

Ripensare la sessualità

Gli ormoni sintetici come chiave per la terapia

# Panoramica

| | | |
|---|---|---|
| 1. | INTRODUZIONE | 9 |
| 2. | PRINCIPI FISIOLOGICI DELLA SESSUALITÀ E REGOLAZIONE ORMONALE | 18 |
| 3. | CAUSE E FORME DEI DISTURBI SESSUALI ORMONALI | 30 |
| 4. | ORMONI SINTETICI: SVILUPPO, MECCANISMI D'AZIONE E AREE DI APPLICAZIONE | 46 |
| 5. | USO TERAPEUTICO DEGLI ORMONI SINTETICI PER I DISTURBI SESSUALI | 54 |
| 6. | ALTERNATIVE NON ORMONALI E TERAPIE COMBINATE | 85 |
| 8. | RICERCA ATTUALE E PROSPETTIVE FUTURE | 106 |
| 9. | CONCLUSIONE | 117 |
| 10. | INDICE | 121 |

# Indice dei contenuti

| | | |
|---|---|---|
| **1.** | **INTRODUZIONE** | **9** |
| 1.2 | Cosa sono gli ormoni sintetici? | 9 |
| 1.3 | Cosa possono fare gli ormoni sintetici? | 10 |
| 1.4 | Campo di applicazione della terapia sessuale | 11 |
| 1.5 | Perché niente ormoni naturali? | 12 |
| 1.6. | Breve storia degli ormoni sintetici | 15 |

| | | |
|---|---|---|
| **2.** | **PRINCIPI FISIOLOGICI DELLA SESSUALITÀ E REGOLAZIONE ORMONALE** | **18** |
| 2.1 | Controllo della sessualità | 18 |
| 2.2 | Ruolo dell'asse ipotalamo-ipofisi-gonadi | 21 |
| 2.3 | Importanza degli ormoni sessuali | 23 |
| 2.4 | Aspetti neurobiologici della funzione sessuale | 26 |

| | | |
|---|---|---|
| **3.** | **CAUSE E FORME DEI DISTURBI SESSUALI ORMONALI** | **30** |
| 3.1 | Disfunzioni endocrine e loro effetti sulla sessualità | 30 |
| 3.2 | Ipogonadismo negli uomini e nelle donne | 32 |
| 3.3 | Menopausa e andropausa: cambiamenti ormonali e conseguenze sessuali | 35 |
| 3.4 | Disregolazione ormonale nella sindrome dell'ovaio policistico (PCOS) | 38 |
| 3.5 | Effetti dell'iperprolattinemia sulla libido e sulla funzione sessuale | 40 |
| 3.6 | Disturbi ormonali in malattie endocrinologiche (ad es. diabete, disfunzioni tiroidee) | 43 |

| | | |
|---|---|---|
| **4.** | **ORMONI SINTETICI: SVILUPPO, MECCANISMI D'AZIONE E AREE DI APPLICAZIONE** | **46** |
| 4.1 | Definizione e sviluppo degli ormoni sintetici | 46 |
| 4.2 | Differenze tra ormoni bioidentici e sintetici | 47 |

4.3 Farmacocinetica e modalità d'azione degli ormoni sintetici    50

4.4 Opzioni di applicazione e forme di dosaggio (iniezioni, applicazioni transdermiche, preparazioni orali)    52

**5.  USO TERAPEUTICO DEGLI ORMONI SINTETICI PER I DISTURBI SESSUALI    54**

5.1 Terapia con testosterone    54

5.1.1 Indicazioni per gli uomini    54

5.1.2 Indicazioni per le donne    56

5.1.3 Dosaggio, efficacia, effetti collaterali    58

5.2 Terapia con estrogeni e progestinici    60

5.2.1 Indicazioni in menopausa    62

5.2.2 Effetti su libido, lubrificazione e salute vaginale    64

5.2.3 Rischi e benefici della terapia ormonale sostitutiva    66

5.3 DHEA come terapia ormonale di sintesi    68

5.3.1 Ruolo di ormone precursore degli androgeni e degli estrogeni    70

5.3.2 Possibili effetti sulla libido e sull'eccitazione sessuale    72

5.4 Terapia ormonale per le persone transgender    74

5.4.1 Testosterone per uomini trans: effetti sulla libido e sul comportamento sessuale    76

5.4.2 Estrogeni e antiandrogeni per le donne trans: Cambiamenti nella funzione sessuale    78

5.4.3 Effetti a lungo termine e domande senza risposta    82

**6.  ALTERNATIVE NON ORMONALI E TERAPIE COMBINATE    85**

6.1 Alternative farmacologiche (inibitori della PDE-5, agonisti della dopamina, antagonisti dei recettori della neurochinina-3)    85

6.2    Psicoterapia e terapia comportamentale a supporto delle
       terapie ormonali                                              87

6.3    Interventi sullo stile di vita per promuovere la funzione
       sessuale                                                      90

7.     Rischi e questioni etiche della terapia ormonale sintetica   95

7.1    Effetti collaterali e rischi a lungo termine degli ormoni
       sintetici                                                     95

7.2    Controversie sull'uso degli ormoni sintetici                 98

7.3    Implicazioni etiche mediche                                   100

7.4    Aspetti economici e sociali della terapia ormonale           102


8.     **RICERCA ATTUALE E PROSPETTIVE FUTURE**                      **106**

8.1    Nuovi sviluppi nella terapia ormonale                        106

8.2    Terapia ormonale individualizzata basata su marcatori
       genetici ed epigenetici                                       109

8.3    Forme di dosaggio innovative e biodisponibilità ottimizzata
       degli ormoni sintetici                                        112

8.4    Il futuro degli ormoni sintetici nella medicina sessuale     114


9.     **CONCLUSIONE**                                               **117**


10.    **INDICE**                                                    **121**

7

Nota: questo libro ha una struttura modulare, per cui ogni capitolo può essere letto anche indipendentemente.

# 1. Introduzione

Negli ultimi decenni gli ormoni sintetici sono diventati sempre più importanti nella pratica medica, in particolare nel trattamento dei disturbi della sessualità negli uomini e nelle donne.

## 1.2 Cosa sono gli ormoni sintetici?

Gli ormoni sintetici sono sostanze prodotte chimicamente che sono simili per struttura e funzione agli ormoni naturali e ne imitano o modulano l'effetto nell'organismo. Gli ormoni stessi sono messaggeri biochimici, prodotti da ghiandole endocrine come l'ipofisi, le ovaie, i testicoli, la tiroide o le ghiandole surrenali e vengono trasportati attraverso il sangue ai loro organi bersaglio per controllarvi specifici processi fisiologici. Questi processi comprendono la crescita, il metabolismo, la riproduzione, la risposta immunitaria e il comportamento, comprese le funzioni e le esperienze sessuali.

Gli ormoni sintetici sono stati sviluppati per compensare le carenze ormonali naturali, regolare gli squilibri ormonali o ottenere effetti fisiologici specifici. Sono spesso utilizzati in medicina, ad esempio nella terapia ormonale sostitutiva nelle donne dopo la menopausa, negli uomini con carenza di testosterone, nella contraccezione o nel trattamento di malattie come i disturbi della tiroide, l'endometriosi o i tumori ormono-dipendenti. La loro efficacia e le loro possibili applicazioni sono diverse, ma differiscono dagli ormoni naturali per alcuni aspetti chiave, che possono portare a effetti farmacologici specifici e potenziali effetti collaterali.

A differenza degli ormoni bioidentici, che corrispondono esattamente agli ormoni dell'organismo in termini di struttura chimica, gli ormoni sintetici sono spesso modificati in modo da essere più stabili e quindi più efficaci o da potenziare un effetto specifico. Queste modifiche spesso riguardano la struttura molecolare, in particolare le catene laterali o i gruppi funzionali, rendendo le molecole ormonali più resistenti alla degradazione nell'organismo. Un esempio ben noto è rappresentato dai progestinici sintetici , utilizzati nei contraccettivi orali, che hanno un'emivita più lunga e un effetto progestinico più forte rispetto al progesterone naturale .

Esistono diverse classi di ormoni sintetici, che possono essere differenziate in base al loro campo di applicazione e all'effetto target. I più noti sono gli estrogeni e i progestinici sintetici, utilizzati principalmente nella contraccezione ormonale e nella terapia ormonale sostitutiva in postmenopausa . Il testosterone sintetico e i suoi derivati sono utilizzati per trattare la carenza di testosterone negli uomini o per aumentare la libido nelle donne. Esistono anche ormoni tiroidei sintetici per il trattamento dell'ipotiroidismo e glucocorticoidi sintetici , utilizzati nel trattamento di malattie autoimmuni o allergie grazie alle loro proprietà antinfiammatorie e immunosoppressive.

## 1.3  Cosa possono fare gli ormoni sintetici?

Una caratteristica fondamentale degli ormoni sintetici è il controllo mirato di specifici recettori ormonali nell'organismo. Questi recettori sono situati nelle membrane cellulari o nel nucleo delle cellule bersaglio e agiscono come interruttori molecolari che vengono attivati o inibiti dal legame dell'ormone. Gli ormoni sintetici possono essere costruiti in modo da agire come agonisti e potenziare l'effetto dell'ormone naturale o bloccare l'effetto dell'ormone endogeno come antagonisti. Questo controllo selettivo consente una precisa modulazione dei processi ormonali, ma comporta anche il rischio di effetti collaterali indesiderati se gli ormoni agiscono su tessuti bersaglio non previsti.

Un vantaggio significativo degli ormoni sintetici risiede nella produzione e nel dosaggio standardizzati , che consentono un controllo preciso dei livelli ormonali nell'organismo. A differenza degli ormoni vegetali o bioidentici, che possono variare nella loro composizione, gli ormoni sintetici offrono un elevato grado di riproducibilità e quindi un effetto farmacologico affidabile. Questo controllo del dosaggio e dell'effetto è particolarmente importante nella terapia sessuale , poiché le disfunzioni sessuali possono spesso essere influenzate da cambiamenti ormonali finemente regolati.

## 1.4 Campo di applicazione della terapia sessuale

Nella terapia sessuale , gli ormoni sintetici sono utilizzati principalmente per trattare le disfunzioni sessuali indotte dagli ormoni, come la perdita della libido , la disfunzione erettile o l'avversione sessuale . In questo caso, si agisce sui meccanismi ormonali che influenzano il desiderio, l'eccitazione e l'esperienza sessuale. Per esempio, il testosterone è usato negli uomini e nelle donne per aumentare la libido , mentre gli estrogeni sintetici sono usati nelle donne in postmenopausa per migliorare la lubrificazione e ridurre il disagio vaginale. La combinazione di diversi ormoni sintetici può essere utile anche per trattare squilibri ormonali complessi.

Lo sviluppo e l'uso di queste sostanze non riflettono solo il progresso medico, ma anche una mutata comprensione della sessualità come componente centrale della salute umana e della qualità della vita. In un'epoca in cui le disfunzioni sessuali non sono più considerate esclusivamente come problemi psicologici, ma sono sempre più riconosciute come disturbi multifattoriali con componenti ormonali, fisiologiche e psicosociali, la terapia ormonale sintetica ha un ruolo chiave da svolgere. L'obiettivo di questo testo è quello di fornire una visione completa e dettagliata del significato, dell'applicazione e degli effetti degli ormoni sintetici nel trattamento dei disturbi sessuali, evidenziando sia i principi medico-biologici sia le implicazioni psicosociali ed etiche.

Le disfunzioni sessuali comprendono un'ampia gamma di sintomi e quadri clinici che colpiscono sia gli uomini che le donne e possono variare notevolmente in termini di gravità e cause sottostanti. Mentre negli uomini la disfunzione erettile e la carenza di testosterone sono spesso al centro dell'attenzione, nelle donne si tratta spesso di problemi come la riduzione della libido, la secchezza vaginale o i disturbi del dolore sessuale. In entrambi i casi, gli squilibri ormonali svolgono un ruolo significativo. La ricerca sui meccanismi ormonali sottostanti ha portato a considerare gli ormoni sintetici come promettenti opzioni terapeutiche che possono essere utilizzate specificamente per compensare le carenze ormonali e quindi migliorare la funzione sessuale.

## 1.5 Perché niente ormoni naturali?

L'uso di ormoni sintetici rispetto a quelli naturali ha diverse ragioni importanti, che si basano su considerazioni farmacologiche, pratiche ed etiche. Mentre gli ormoni naturali sono biochimicamente identici agli ormoni propri dell'organismo e quindi dovrebbero teoricamente avere un effetto ideale senza effetti collaterali, gli ormoni sintetici offrono vantaggi decisivi in termini di stabilità, dosaggio, efficacia e sicurezza grazie alla loro struttura chimica modificata.

Una delle ragioni principali dell'utilizzo di ormoni sintetici è la loro maggiore stabilità e biodisponibilità. Gli ormoni naturali, così come sono presenti nel corpo umano, vengono rapidamente degradati ed escreti, il che limiterebbe fortemente la loro efficacia terapeutica . Gli ormoni sintetici, invece, sono modificati chimicamente in modo da essere più resistenti alla degradazione enzimatica e quindi hanno un'emivita più lunga nell'organismo.

Queste modifiche riguardano spesso le catene laterali o i gruppi funzionali delle molecole e fanno sì che gli ormoni sintetici siano più stabili e abbiano un effetto più prolungato. Ciò consente un effetto controllato e costante, nonché un dosaggio semplice e meno frequente, che aumenta la compliance del paziente.

Un altro vantaggio significativo degli ormoni sintetici è il loro dosaggio preciso e la loro standardizzazione. Poiché gli ormoni sintetici sono prodotti in un processo di produzione rigorosamente controllato, presentano un elevato livello di purezza e una concentrazione costante di principi attivi. Al contrario, gli ormoni naturali, come quelli derivati da ghiandole animali o da precursori vegetali, possono variare in concentrazione e composizione, il che può portare a effetti incoerenti e imprevedibili. La standardizzazione degli ormoni sintetici garantisce un controllo preciso dei livelli ormonali nell'organismo e consente quindi una terapia mirata per gli squilibri ormonali.

Un altro aspetto fondamentale è la possibilità di legare selettivamente gli ormoni sintetici a specifici recettori ormonali e quindi potenziare gli effetti terapeutici desiderati o ridurre al minimo gli effetti collaterali indesiderati . Apportando specifiche modifiche chimiche alla struttura molecolare, gli ormoni sintetici possono essere progettati in modo da attivare o bloccare selettivamente solo alcuni recettori lasciando inalterate altre vie di segnalazione. Un esempio è rappresentato dai modulatori selettivi dei recettori estrogenici, che agiscono come agonisti degli estrogeni in alcuni tessuti e come antagonisti in altri. Questo controllo mirato dei recettori consente una terapia differenziata e personalizzata che non potrebbe essere ottenuta con la stessa precisione utilizzando gli ormoni naturali.

Inoltre, gli ormoni sintetici sono più adatti a potenziare determinati effetti clinici o a raggiungere obiettivi terapeutici specifici. Ad esempio, sono stati sviluppati derivati sintetici del testosterone che hanno un effetto anabolico più forte del testosterone naturale e possono quindi essere utilizzati specificamente nel trattamento della deplezione muscolare o dell'osteoporosi . Analogamente, i progestinici sintetici possono essere modificati in modo tale da imitare non solo l'effetto del progesterone naturale ma anche da avere effetti farmacologici aggiuntivi, come una più forte inibizione dell'ovulazione nei contraccettivi orali.

Un altro vantaggio degli ormoni sintetici è il miglior controllo degli effetti collaterali . Grazie a modifiche chimiche mirate, gli ormoni sintetici possono essere progettati in modo da causare meno effetti collaterali rispetto alle loro controparti naturali. Ad esempio, sono stati sviluppati glucocorticoidi sintetici che hanno un elevato effetto antinfiammatorio senza aumentare contemporaneamente la ritenzione di sodio e acqua, come avverrebbe con il cortisolo naturale. Questo adattamento specifico delle proprietà farmacologiche consente un trattamento più efficace con meno effetti collaterali.

Un vantaggio pratico degli ormoni sintetici che non va sottovalutato è la loro ampia disponibilità e facilità di produzione. Gli ormoni naturali devono essere estratti e lavorati da fonti animali o umane, il che comporta sfide etiche, igieniche ed economiche. Gli ormoni sintetici, invece, possono essere prodotti in grandi quantità e a basso costo con processi chimici standardizzati, il che garantisce la loro ampia disponibilità e l'accesso a un'ampia gamma di opzioni terapeutiche. Inoltre, la produzione sintetica riduce notevolmente il rischio di impurità e agenti patogeni che potrebbero esistere quando vengono estratti da fonti animali o umane.

Un'altra ragione per l'uso di ormoni sintetici che non dovrebbe essere trascurata è rappresentata da considerazioni etiche e sociali. L'uso di ormoni naturali, soprattutto quelli di origine animale, solleva questioni etiche relative alla protezione e al benessere degli animali. Gli ormoni sintetici offrono un'alternativa eticamente ineccepibile, in quanto possono essere prodotti indipendentemente da fonti animali o umane. Soprattutto in una società sempre più critica e informata, che apprezza prodotti medici sostenibili ed eticamente accettabili, gli ormoni sintetici rappresentano un'opzione terapeutica importante e accettata.

Infine, anche gli aspetti normativi e legali giocano un ruolo nella decisione a favore degli ormoni sintetici. Essendo sintetizzati e standardizzati in processi controllati, soddisfano i severi requisiti di qualità, sicurezza ed efficacia dei farmaci richiesti dalle autorità regolatorie di tutto il mondo. Ciò garantisce un elevato livello di sicurezza del prodotto e un effetto terapeutico affidabile, particolarmente importante nel trattamento delle disfunzioni sessuali indotte dagli ormoni.

In sintesi, gli ormoni sintetici offrono una serie di vantaggi rispetto agli ormoni naturali, tra cui una maggiore stabilità, un dosaggio preciso, un controllo mirato dei recettori, maggiori effetti terapeutici, minori effetti collaterali, ampia disponibilità, sicurezza etica ed elevata sicurezza del prodotto. Questi vantaggi li rendono un'opzione terapeutica indispensabile e altamente efficace nella medicina moderna, in particolare nel trattamento delle disfunzioni sessuali indotte dagli ormoni . Sebbene anche gli ormoni naturali possano essere utili in alcuni casi, gli ormoni sintetici offrono una strategia terapeutica superiore e flessibile grazie alla loro modificazione chimica mirata e alle versatili opzioni di applicazione.

## 1.6. Breve storia degli ormoni sintetici

Lo sviluppo degli ormoni sintetici è iniziato a metà del XX secolo e da allora ha continuato a svilupparsi. Inizialmente, l'attenzione era rivolta principalmente agli estrogeni sintetici e ai progestinici per la contraccezione ormonale, ma il potenziale terapeutico di queste sostanze è stato rapidamente riconosciuto in altre aree della medicina. Nella terapia sessuale , gli ormoni sintetici offrono oggi un'ampia gamma di applicazioni. Ad esempio, i preparati a base di testosterone sono utilizzati per trattare la perdita della libido nelle donne e negli uomini, mentre gli estrogeni sintetici e i gestageni sono utilizzati principalmente nella terapia della postmenopausa per migliorare la funzione sessuale e il benessere generale. Inoltre, le terapie ormonali sostitutive combinate sono utilizzate anche per compensare squilibri ormonali più complessi.

Tuttavia, oltre agli effetti farmacologici, occorre tenere conto anche dei potenziali effetti collaterali e dei rischi degli ormoni sintetici. Negli ultimi anni, studi hanno ripetutamente evidenziato possibili legami tra l'uso a lungo termine di terapie ormonali sostitutive e un aumento del rischio di malattie cardiovascolari, cancro al seno e trombosi. Allo stesso tempo, però, è stato dimostrato che una terapia ormonale personalizzata e attentamente monitorata può avere effetti positivi sulla funzione sessuale, sul benessere generale e persino sulla salute cognitiva. Questa situazione ambivalente di dati rende evidente l'importanza di una visione differenziata e di una valutazione individuale dei rischi e dei benefici. L'obiettivo di questo libro è quindi non solo quello di spiegare le basi scientifiche e le possibilità terapeutiche, ma anche di affrontare i potenziali rischi e le questioni etiche associate all'uso di ormoni sintetici nella terapia sessuale .

Un aspetto essenziale dell'uso degli ormoni sintetici è la comprensione della complessa regolazione ormonale del comportamento sessuale umano. Gli ormoni influenzano non solo i processi fisiologici della sessualità , come l'eccitazione sessuale e la lubrificazione , ma anche le dimensioni emotive e psicologiche della sessualità, tra cui la libido , la motivazione sessuale e l'esperienza sessuale. Questa complessità richiede un approccio olistico che tenga conto sia dei meccanismi neuroendocrini sia dei fattori psicosociali e culturali che li influenzano. Nel trattamento delle disfunzioni sessuali, in particolare, è chiaro che gli interventi ormonali da soli spesso non sono sufficienti per ottenere un miglioramento duraturo, ma che è necessaria una terapia integrativa che includa anche approcci psicologici e comportamentali.

## 2. Basi fisiologiche della sessualità e regolazione ormonale

## 2.1 Controllo della sessualità

Il controllo endocrino della sessualità è un processo molto complesso, regolato dall'interazione di vari ormoni che vengono prodotti e modulati sia a livello centrale nel cervello che negli organi periferici. Questa regolazione ormonale avviene attraverso una struttura gerarchica che ha origine nell'ipotalamo e si estende, attraverso l'ipofisi, alle gonadi. Questa rete è nota come asse ipotalamo-ipofisi-gonadi e svolge un ruolo centrale nel controllo della sessualità in entrambi i sessi. In questo asse endocrino, numerosi ormoni e sostanze messaggere lavorano insieme per regolare l'equilibrio tra stimolazione e inibizione delle funzioni sessuali. Un'alterazione di questo delicato equilibrio può portare a una serie di disfunzioni sessuali.

L'ipotalamo è una regione del cervello piccola ma estremamente importante, che funge da centro di controllo generale del sistema endocrino. Riceve ed elabora una serie di segnali da altre regioni cerebrali legati alle emozioni, allo stress e al comportamento e integra queste informazioni in segnali ormonali. Questi segnali ormonali vengono rilasciati sotto forma di ormoni rilascianti, che agiscono sull'ipofisi e stimolano il rilascio di altri ormoni. L'ormone di rilascio delle gonadotropine e l'ormone inibitore della prolattina sono particolarmente importanti per la regolazione sessuale. L'ormone di rilascio delle gonadotropine viene rilasciato a impulsi dall'ipotalamo e stimola la produzione e il rilascio dell'ormone luteinizzante e dell'ormone follicolo-stimolante nell'ipofisi. Questi due ormoni svolgono un ruolo fondamentale nella regolazione della funzione delle gonadi e controllano la produzione degli ormoni sessuali testosterone , estradiolo e progesterone . L'ormone inibitore della prolattina, invece, inibisce il rilascio di prolattina nell'ipofisi e svolge quindi un ruolo fondamentale nel controllo della reattività sessuale e nella regolazione della motivazione sessuale.

L'ipofisi , nota anche come ghiandola pituitaria, si trova direttamente sotto l'ipotalamo ed è collegata ad esso tramite il peduncolo ipofisario. È costituita da un lobo anteriore e da uno posteriore, che hanno funzioni ormonali diverse. Nel lobo anteriore vengono prodotti i cosiddetti ormoni glandotropi, tra cui l'ormone luteinizzante e l'ormone follicolo-stimolante. Questi ormoni agiscono sulle gonadi e controllano la produzione e la secrezione di ormoni sessuali. Nell'uomo, l'ormone luteinizzante stimola le cellule di Leydig nei testicoli a produrre testosterone , mentre nella donna stimola l'ovulazione e la formazione del corpo luteo nell'ovaio, che poi produce progesterone . Nell'uomo, l'ormone follicolo-stimolante promuove la spermatogenesi nelle cellule del Sertoli dei testicoli e nella donna la crescita dei follicoli nelle ovaie , che secernono estrogeni . Ormoni come l'ossitocina e la vasopressina sono immagazzinati nel lobo posteriore dell'ipofisi e rilasciati nel sangue quando necessario. L'ossitocina svolge un ruolo centrale nello sviluppo e nell'intensificazione dell'eccitazione sessuale e nel legame emotivo tra i partner, mentre la vasopressina ha un effetto anche sul comportamento di accoppiamento e sul legame sociale.

Le gonadi , cioè i testicoli nell'uomo e le ovaie nella donna, sono i principali produttori di ormoni sessuali e sono direttamente controllate dagli ormoni dell'ipofisi . Negli uomini, i testicoli producono l'ormone sessuale testosterone , che svolge un ruolo centrale nella sessualità maschile . Non solo influenza la libido e la motivazione sessuale ma è anche responsabile dello sviluppo e del funzionamento dei caratteri sessuali primari e secondari, come la crescita degli organi sessuali, i cambiamenti della voce durante la pubertà, i peli e la massa muscolare. Inoltre, il testosterone ha anche un effetto sulla funzione cognitiva e sull'umore, poiché entra in alcune regioni del cervello e agisce sui neurotrasmettitori come la dopamina e la serotonina . Una carenza di testosterone può portare a una diminuzione del desiderio sessuale, alla disfunzione erettile, a una riduzione della forza muscolare e alla depressione. Il testosterone svolge un ruolo importante anche nelle donne, anche se in quantità minore. Contribuisce a mantenere la libido, l'eccitazione sessuale e la modulazione dell'umore. Nella terapia sessuale , il testosterone viene quindi utilizzato specificamente per compensare i deficit ormonali in uomini e donne con perdita della libido o disfunzioni sessuali.

Nelle donne, gli ormoni sessuali più importanti sono gli estrogeni e i progestinici , che vengono prodotti nelle ovaie . Gli estrogeni non solo regolano il ciclo mestruale e l'ovulazione , ma hanno anche un effetto sulla sessualità e sul benessere generale. Influenzano la lubrificazione della mucosa vaginale, la sensibilità delle zone erogene e la reattività sessuale. Hanno anche un effetto sul sistema nervoso centrale e possono aumentare la disponibilità emotiva per le interazioni sessuali. Durante la menopausa, la produzione di questi ormoni diminuisce, il che è spesso accompagnato da cambiamenti nell'esperienza sessuale e da una diminuzione del desiderio sessuale. In questi casi, la terapia ormonale sostitutiva con estrogeni e progestinici sintetici può essere utile per compensare i deficit ormonali e migliorare la funzione sessuale.

Un'altra componente importante del controllo endocrino della sessualità è l'ormone prolattina , prodotto dall'ipofisi . Svolge un ruolo importante nella regolazione della reattività sessuale e nel controllo della libido . Dopo l'attività sessuale, il livello di prolattina aumenta e dà inizio a una fase refrattaria durante la quale viene inibita una nuova eccitazione sessuale. Tuttavia, un livello di prolattina costantemente elevato può portare a una riduzione della libido e a disfunzioni sessuali. Le malattie associate all'iperprolattinemia , come i tumori dell'ipofisi, possono quindi avere un impatto sul comportamento sessuale e richiedono un chiarimento e un trattamento medico appropriato.

Gli ormoni sessuali sono regolati da complessi meccanismi di feedback che assicurano che la concentrazione di ormoni rimanga in equilibrio. Le alterazioni dell'equilibrio ormonale possono essere causate sia da processi naturali, come l'invecchiamento o la menopausa , sia da condizioni patologiche, come le malattie endocrine o l'uso di alcuni farmaci. Gli ormoni sintetici offrono un modo per compensare le carenze ormonali e ottimizzare la sessualità , ma richiedono un'attenta considerazione e un monitoraggio per ridurre al minimo gli effetti collaterali e garantire un'efficacia ottimale .

## 2.2 Ruolo dell'ipotalamo-ipofisi-gonadi-asse

Le funzioni sessuali nell'uomo sono regolate da un complesso sistema endocrino controllato dalla stretta interazione tra l'ipotalamo , l'ipofisi e le gonadi . Questo asse è essenziale per il controllo ormonale della riproduzione e delle funzioni sessuali e reagisce in modo sensibile a fattori di influenza endogeni ed esogeni. Questo sistema è controllato attraverso una segnalazione ormonale finemente regolata da meccanismi di feedback positivi e negativi.

L'ipotalamo costituisce il centro di controllo sovraordinato della regolazione ormonale e rilascia l'ormone di rilascio delle gonadotropine, che viene rilasciato in modo pulsante nei vasi portali dell'ipofisi . La frequenza e l'ampiezza delle pulsazioni di questo ormone variano a seconda delle condizioni fisiologiche e patologiche e determinano il rilascio degli ormoni a valle. L'ipofisi reagisce a questo stimolo rilasciando l'ormone luteinizzante e l'ormone follicolo-stimolante, che agiscono sulle gonadi e controllano la sintesi e la secrezione degli ormoni sessuali.

Nell'uomo, questi ormoni regolano la produzione di testosterone nelle cellule di Leydig dei testicoli , mentre nella donna influenzano la sintesi di estrogeni e progesterone nelle ovaie. Questi ormoni sessuali hanno una varietà di effetti sistemici mediati da recettori in quasi tutti i tessuti. Oltre a regolare la funzione riproduttiva, svolgono un ruolo centrale nello sviluppo e nel mantenimento dei caratteri sessuali secondari, della densità ossea, della massa muscolare e dei processi cognitivi ed emotivi.

L'asse ipotalamo - ipofisi-gonadi è soggetto a un forte controllo a feedback da parte degli ormoni sessuali periferici. Elevate concentrazioni di testosterone o di estrogeni inibiscono la secrezione dell'ormone di rilascio delle gonadotropine nell'ipotalamo e degli ormoni gonadotropi nell'ipofisi , mentre bassi livelli provocano un aumento della secrezione di questi ormoni. Questo feedback finemente regolato consente un adattamento dinamico alle esigenze fisiologiche, come la pubertà, il ciclo mestruale o la gravidanza.

L'esposizione agli ormoni sintetici può avere un impatto su questo complesso sistema di regolazione. La somministrazione esogena di testosterone , estrogeni o dei loro analoghi sintetici può influenzare l'asse a diversi livelli e causare cambiamenti nel controllo ormonale sia a breve che a lungo termine. La somministrazione continua di ormoni esogeni può portare a una soppressione della produzione propria dell'organismo, poiché i meccanismi di feedback negativo riducono il rilascio endogeno degli ormoni di controllo di livello superiore . Soprattutto dopo un uso prolungato, questo può portare a una riduzione della funzione delle gonadi , che può normalizzarsi solo lentamente o con un supporto terapeutico.

Inoltre, a causa della loro specifica struttura chimica, gli ormoni sintetici hanno spesso proprietà di legame alterate ai recettori o alle proteine di trasporto, che ne modificano l'effetto rispetto agli ormoni naturali. Alcuni ormoni sintetici hanno un'emivita più lunga o si legano ai recettori ormonali con affinità diverse, che possono influenzare la regolazione dell'asse ipotalamo - ipofisigonadi  . La sensibilità individuale a queste modifiche ormonali varia notevolmente e dipende da fattori genetici, epigenetici e ambientali.

L'uso terapeutico di ormoni sintetici nella terapia sessuale richiede quindi una conoscenza precisa della regolazione endocrina sottostante. La scelta dell'ormone giusto, il dosaggio e la durata del trattamento devono essere attentamente valutati al fine di ottenere gli effetti terapeutici desiderati e minimizzare i potenziali effetti collaterali sull'asse. Un uso acritico o eccessivo può portare a squilibri ormonali indesiderati, che possono manifestarsi, tra l'altro, in un'alterazione della libido , in disturbi dell'erezione o del ciclo mestruale, in cambiamenti della composizione corporea o in sbalzi d'umore.

La complessa interazione tra ormoni naturali e sintetici rende necessario un monitoraggio continuo degli effetti a lungo termine della terapia ormonale. L'influenza degli ormoni sintetici sull'asse ipotalamo - ipofisi-gonadi può variare da individuo a individuo, per cui è necessario un preciso monitoraggio diagnostico. Lo sviluppo di nuovi ormoni sintetici con meccanismi d'azione più mirati e minori effetti collaterali rappresenta una prospettiva promettente per migliorare l'efficacia della terapia sessuale e mantenere al meglio la funzione fisiologica dell'asse.

## 2.3 Importanza degli ormoni sessuali

Gli ormoni sessuali (testosterone , estrogeni , progesterone , DHEA) sono regolatori centrali di numerosi processi fisiologici nel corpo umano e influenzano non solo la capacità riproduttiva, ma anche il benessere fisico, emotivo e cognitivo. Il loro effetto si estende a quasi tutti i sistemi di organi ed è controllato da una complessa interazione con fattori ormonali, genetici ed epigenetici. La regolazione, la produzione e l'effetto di questi ormoni avvengono attraverso meccanismi finemente regolati e coordinati con precisione a livello cellulare e molecolare. Cambiamenti nella loro concentrazione o attività possono avere conseguenze di vasta portata sulla salute sessuale, sullo sviluppo fisico e sul benessere generale.

Il testosterone è l'ormone sessuale più importante negli uomini, ma viene prodotto in piccole quantità anche nelle donne. Svolge un ruolo decisivo nello sviluppo dei caratteri sessuali primari e secondari, controllando la formazione dei genitali maschili durante lo sviluppo embrionale e promuovendo la crescita dei muscoli, l' aumento dei peli corporei, l'approfondimento della voce e la formazione di modelli di distribuzione del grasso maschile durante la pubertà. Influenza inoltre la libido , la funzione erettile e il benessere psicologico generale. Viene sintetizzato principalmente nelle cellule di Leydig dei testicoli ed è regolato dal controllo ormonale dell'ipotalamo - ipofisi-gonadi - asse . Nelle donne, il testosterone è prodotto principalmente nelle ovaie e nella corteccia surrenale , dove serve come precursore per la sintesi degli estrogeni. Uno squilibrio nella concentrazione di testosterone può portare a significativi cambiamenti fisiologici e psicologici sia negli uomini che nelle donne, che possono manifestarsi, tra l'altro, in disturbi della libido, variazioni della massa muscolare e grassa e fluttuazioni affettive.

Estrogeni sono i più importanti ormoni sessuali femminili, sintetizzati principalmente nelle ovaie, ma prodotti in piccole quantità anche nei testicoli e nella corteccia surrenale degli uomini. Sono essenziali per lo sviluppo e il mantenimento dei caratteri sessuali femminili e regolano il ciclo mestruale, la maturazione degli ovuli e la funzione dell'endometrio. Oltre al loro ruolo centrale nella riproduzione, gli estrogeni hanno effetti significativi sulla densità ossea, sul sistema cardiovascolare e sui processi cognitivi. Influenzano l'umore e hanno proprietà neuroprotettive che possono ridurre il rischio di malattie neurodegenerative. Una variazione nella produzione di estrogeni, dovuta a fluttuazioni naturali legate all'età o a influenze esterne come gli ormoni sintetici, può avere diversi effetti sull'organismo. Basse concentrazioni possono essere associate a un aumento del rischio di osteoporosi, a una ridotta protezione cardiovascolare e a una maggiore predisposizione alla depressione. Un'esposizione eccessiva agli estrogeni, invece, può essere associata a un aumento del rischio di malattie tumorali ormono-dipendenti e di complicazioni trombotiche.

Il progesterone è un ormone sessuale essenziale che svolge un ruolo centrale soprattutto nel ciclo femminile. Viene prodotto nelle ovaie, in particolare nel corpo luteo, e nella placenta durante la gravidanza. Il progesterone è essenziale per preparare il rivestimento dell'utero all'eventuale impianto dell'ovulo fecondato e contribuisce al mantenimento della gravidanza. Oltre alla sua funzione riproduttiva, ha una serie di altri effetti fisiologici, tra cui un effetto modulante sul sistema nervoso centrale. Ha un effetto calmante e ansiolitico influenzando l'azione di alcuni neurotrasmettitori nel cervello. Il progesterone svolge anche un ruolo nella regolazione della risposta immunitaria, nella termoregolazione e nella modulazione del bilancio idrico. Uno squilibrio nei livelli di progesterone può portare a disturbi del ciclo mestruale, disturbi dell'umore e alterazioni metaboliche. La somministrazione esogena di progestinici sintetici , strutturalmente e funzionalmente simili al progesterone, è spesso utilizzata per la contraccezione o la terapia ormonale sostitutiva , anche se occorre tenere conto delle differenze individuali in termini di efficacia e tollerabilità.

Il deidroepiandrosterone è un ormone precursore che viene prodotto nella corteccia surrenale e può essere convertito in testosterone ed estrogeni . È uno degli ormoni steroidei più abbondanti nel corpo umano e ha una varietà di effetti biologici. È associato a effetti anabolici, neuroprotettivi, immunomodulatori e antidepressivi. Durante l'invecchiamento naturale, la produzione di questo ormone diminuisce continuamente, il che può essere associato a vari cambiamenti legati all'età, come una diminuzione della massa muscolare, una maggiore suscettibilità al deterioramento cognitivo e una riduzione della libido. La somministrazione esogena di derivati sintetici del deidroepiandrosterone viene studiata in vari contesti terapeutici, in particolare nel trattamento delle carenze ormonali legate all'età e nella terapia sessuale . Tuttavia, gli effetti a lungo termine e i possibili effetti collaterali della sostituzione sintetica sono ancora oggetto di ricerca scientifica.

L'equilibrio tra questi ormoni è fondamentale per mantenere la salute sessuale, le prestazioni fisiche e il benessere psicologico. I cambiamenti nelle concentrazioni o negli effetti di questi ormoni possono essere causati da processi naturali come la pubertà, la menopausa o l'invecchiamento, ma possono anche essere influenzati da influenze esterne come terapie ormonali, fattori ambientali o interventi farmacologici. Lo sviluppo e l'uso di ormoni sintetici nella terapia sessuale richiede una profonda comprensione della regolazione ormonale naturale, al fine di sviluppare strategie terapeutiche mirate che sfruttino gli effetti positivi di questi ormoni senza alterare in modo permanente l'equilibrio fisiologico del sistema endocrino.

## 2.4 Aspetti neurobiologici della funzione sessuale

La funzione sessuale è controllata da una complessa interazione di meccanismi neurobiologici coordinati dai sistemi nervosi centrali e periferici. L'integrazione di stimoli sensoriali, ormonali e cognitivi determina la regolazione del comportamento sessuale, che è controllato da reti neuronali finemente sintonizzate. Le aree cerebrali, i neurotrasmettitori e gli ormoni coinvolti interagiscono in un sistema altamente dinamico che tiene conto di modelli innati e appresi.

L'ipotalamo contiene i centri di controllo centrale della funzione sessuale, che svolgono un ruolo sovraordinato grazie alla loro connessione diretta con i sistemi di controllo ormonale e autonomo. Alcune aree centrali di questa struttura sono essenziali per la regolazione delle reazioni sessuali e presentano un'alta densità di recettori per gli ormoni sessuali. L'area preottica mediale e l'ipotalamo ventromediale sono significativamente coinvolti nel controllo del comportamento sessuale e interagiscono con altre strutture corticali e sottocorticali che influenzano i processi emotivi, motivazionali e comportamentali. L'attività di queste aree è modulata da segnali ormonali, che possono causare sia cambiamenti strutturali a lungo termine sia aggiustamenti acuti dell'eccitabilità neuronale.

Le strutture limbiche, in particolare l'amigdala e l'ippocampo, svolgono un ruolo centrale nella valutazione emotiva degli stimoli sessuali e nella codifica della memoria delle esperienze associate alla sessualità. L'amigdala è significativamente coinvolta nell'elaborazione degli stimoli sociali ed emotivi e integra i segnali ormonali e sensoriali per controllare la motivazione al comportamento sessuale. L'ippocampo contribuisce all'immagazzinamento e all'elaborazione delle esperienze associate all'intimità, al legame e alla preferenza sessuale. Il legame tra le strutture limbiche e ipotalamiche garantisce la sincronizzazione dei processi emotivi e cognitivi con i modelli di risposta fisiologica.

Anche i neurotrasmettitori dopamina , serotonina , ossitocina e vasopressina svolgono un ruolo fondamentale nel controllo della funzione sessuale. La dopamina è centrale nella mediazione del piacere, della motivazione e della ricompensa e viene rilasciata nelle vie mesolimbiche del cervello. Rinforza gli stimoli sessuali e contribuisce a mantenere la motivazione sessuale. La serotonina ha un effetto inibitorio sulla funzione sessuale, prolungando la latenza di e modulando l'eccitazione. L'equilibrio tra le segnalazioni dopaminergiche e serotoninergiche determina il livello di motivazione sessuale e la regolazione dell'eccitazione sessuale. L'ossitocina è essenziale per mediare il legame sociale e la fiducia e viene rilasciata in quantità maggiori durante l'attività sessuale. Rafforza il legame emotivo tra i partner e modula la sensazione di piacere. La vasopressina svolge un ruolo complementare nel legame sociale e influenza la regolazione dell'aggressività e del comportamento territoriale nel contesto della sessualità

L'apporto esogeno di ormoni sintetici può avere effetti significativi sulla regolazione neurobiologica della funzione sessuale. I preparati di testosterone sintetico possono modulare l'attività dopaminergica nel sistema di ricompensa e influenzare sia la motivazione sessuale sia la sensazione di piacere. I cambiamenti nella segnalazione dopaminergica possono portare a un aumento o a una diminuzione della reattività sessuale, a seconda della linea di base neurochimica individuale e del dosaggio dell'ormone sintetico. Gli estrogeni agiscono su specifiche reti neuronali coinvolte nella modulazione dell'umore e dell'eccitabilità. Possono avere effetti neuroprotettivi influenzando la plasticità delle connessioni sinaptiche e modulando l'eccitabilità neuronale nelle regioni cerebrali rilevanti per la sessualità. Il progesterone influenza la trasmissione GABAergica, determinando effetti calmanti e ansiolitici che possono avere un impatto sull'eccitazione sessuale e sull'esperienza emotiva.

L'uso a lungo termine di ormoni sintetici può causare adattamenti strutturali nel cervello che sono associati a un'alterata sensibilità agli stimoli sessuali. La plasticità delle connessioni sinaptiche, influenzata dai segnali ormonali, consente all'attività neuronale di adattarsi alle mutevoli condizioni ormonali. Questi cambiamenti neurobiologici possono avere effetti sia reversibili che irreversibili sull'esperienza sessuale, sul legame emotivo e sulla motivazione all'interazione sessuale.

L'integrazione di ormoni sintetici nella terapia sessuale richiede una profonda comprensione dei meccanismi neurobiologici sottostanti, al fine di evitare effetti indesiderati sulla regolazione neuronale della funzione sessuale. L'interazione tra ormoni esogeni e sistema nervoso centrale può provocare reazioni individuali influenzate da fattori genetici, precedenti esperienze ormonali e condizioni ambientali. Lo sviluppo di strategie terapeutiche mirate che tengano conto del naturale equilibrio dei sistemi di controllo neurobiologico è fondamentale per il successo a lungo termine degli interventi ormonali nella terapia sessuale.

# 3. Cause e forme dei disturbi sessuali ormonali

## 3.1 Disfunzioni endocrine e loro effetti sulla sessualità

La regolazione della funzione sessuale dipende in larga misura dall'equilibrio ormonale. I cambiamenti nella produzione, nella secrezione o nell'effetto degli ormoni sessuali possono avere un impatto sulla salute sessuale e manifestarsi in una varietà di sintomi clinici. I disturbi sessuali indotti dagli ormoni possono colpire sia gli uomini che le donne e si manifestano con una ridotta eccitazione sessuale, una perdita della libido , disturbi del flusso sanguigno genitale o un'alterata modulazione ormonale dei processi nervosi centrali. Le cause di questi disturbi sono varie e possono essere influenzate da fattori genetici, fisiologici, patologici o esterni.

Una delle cause più comuni di disfunzione sessuale ormonale è la disfunzione endocrina, che porta a cambiamenti nella regolazione degli ormoni sessuali. La riduzione della produzione di testosterone può portare a una diminuzione della motivazione sessuale, a una riduzione dell'energia e a un'alterazione della regolazione emotiva sia negli uomini che nelle donne. Negli uomini, una sintesi insufficiente di testosterone è spesso associata a disfunzione erettile e a una ridotta produzione di sperma. Le donne con una ridotta produzione di testosterone mostrano spesso una ridotta eccitazione sessuale, una minore sensibilità nell'area genitale e una generale compromissione del piacere sessuale. Un'eccessiva produzione di testosterone, come può verificarsi in alcune malattie endocrine o in seguito all'assunzione di ormoni esogeni, invece, porta a cambiamenti nella libido , a un aumento degli impulsi sessuali e a possibili modelli comportamentali disregolati.

Gli estrogeni sono essenziali per la regolazione della lubrificazione vaginale , del flusso sanguigno nella regione genitale e della sensibilità sessuale. La riduzione della produzione di estrogeni, che si verifica tipicamente durante la menopausa o a causa di disfunzioni ovariche, può portare all'atrofia dell'epitelio vaginale, al dolore durante i rapporti sessuali e a una generale diminuzione del desiderio sessuale.

Un aumento del livello di estrogeni, che può essere causato da terapie ormonali o da alcuni disturbi endocrini, modifica la sensibilità del sistema nervoso centrale agli stimoli sessuali e può avere effetti sia favorevoli che inibitori sulla funzione sessuale.

Il progesterone è responsabile del mantenimento dell'equilibrio ormonale e della modulazione dei processi nervosi centrali. Un deficit di questo ormone può portare a cambiamenti affettivi, aumento dell'ansia e disturbi del sonno, che a loro volta possono avere un impatto negativo sulla funzione sessuale. L'eccessiva produzione di progesterone, che può verificarsi ad esempio durante alcune fasi del ciclo mestruale o in seguito all'assunzione di contraccettivi ormonali, influisce sulla libido e può portare a una riduzione dell'eccitazione sessuale.

La funzione della corteccia surrenale svolge un ruolo importante nella regolazione ormonale della sessualità, poiché qui vengono sintetizzati gli ormoni precursori che possono essere convertiti in testosterone ed estrogeni. Una ridotta funzionalità della corteccia surrenale porta a una produzione insufficiente di questi ormoni precursori e può quindi influire sull'equilibrio ormonale complessivo. Un'attività eccessiva della corteccia surrenale, come accade in alcuni disturbi ormonali, può portare a una produzione eccessiva di androgeni, che a sua volta può contribuire a squilibri sessuali.

L'asse ipotalamo - ipofisi-gonadi svolge un ruolo fondamentale nel controllo della regolazione ormonale. I disturbi di questo asse, che possono essere causati da difetti genetici, tumori, infiammazioni o fattori esterni, portano a cambiamenti nella regolazione ormonale della sessualità. Un ridotto rilascio di fattori di controllo ormonale può provocare sia l'ipofunzione che l'iperfunzione dei centri di produzione ormonale a valle e quindi avere un impatto significativo sull'esperienza e sulle prestazioni sessuali.

L'assunzione esogena di ormoni sintetici può alterare la funzione sessuale sia dal punto di vista terapeutico che come effetto collaterale indesiderato. La sostituzione a lungo termine di alcuni ormoni può portare a una soppressione della produzione propria dell'organismo e quindi contribuire alla disregolazione ormonale. La sensibilità dei recettori ormonali può essere alterata dall'apporto di ormoni esogeni, con conseguente aumento o diminuzione dell'effetto ormonale.

I disturbi sessuali ormonali sono disturbi complessi, determinati sia dall'interazione degli ormoni sessuali con altri sistemi ormonali sia dall'effetto di questi ormoni sul sistema nervoso centrale. Le differenze individuali nella sensibilità ormonale, le predisposizioni genetiche e i fattori ambientali contribuiscono a una notevole variabilità dei sintomi e della risposta agli interventi terapeutici. L'uso mirato di ormoni sintetici nella terapia sessuale richiede quindi un preciso chiarimento diagnostico e un adattamento individualizzato della strategia terapeutica, al fine di correggere gli squilibri ormonali e mantenere la funzione fisiologica del sistema endocrino.

## 3.2 Ipogonadismo negli uomini e nelle donne

La regolazione ormonale della funzione sessuale richiede una funzione intatta delle gonadi , poiché queste producono gli ormoni sessuali primari che sono essenziali per lo sviluppo, il mantenimento e la regolazione della capacità riproduttiva e della salute sessuale. La riduzione della funzione gonadica porta a una carenza di ormoni sessuali e viene definita ipogonadismo . Questo disturbo ormonale può colpire sia uomini che donne e può avere effetti fisiologici e psicologici di vasta portata. Le cause sono varie e includono fattori genetici, malattie del sistema di controllo ormonale, fattori ambientali e cambiamenti legati all'età. Le manifestazioni cliniche dipendono dalla causa sottostante, dal momento di insorgenza e dalla gravità della carenza ormonale.

Negli uomini, l'ipogonadismo si manifesta con una produzione insufficiente di testosterone, che può portare a disfunzioni sessuali, riduzione della libido , disfunzione erettile e ridotta produzione di sperma. Durante lo sviluppo embrionale, una carenza di testosterone può portare a uno sviluppo incompleto o difettoso dei genitali maschili, mentre una carenza ormonale durante la pubertà causa uno sviluppo ritardato o incompleto dei caratteri sessuali secondari. In età adulta, una sintesi insufficiente di testosterone può portare a una riduzione della massa muscolare, a un aumento della massa grassa, a una diminuzione della densità ossea e a cambiamenti psicologici che possono manifestarsi, tra l'altro, con svogliatezza, sbalzi d'umore e stati depressivi.

Nelle donne, l'ipogonadismo è caratterizzato da una ridotta sintesi di estrogeni e progesterone . Durante la pubertà, la mancanza di questi ormoni può portare a un ritardato o assente sviluppo dei caratteri sessuali secondari e a disturbi del ciclo mestruale. In età adulta, una produzione insufficiente di questi ormoni porta a un'alterata maturazione degli ovociti, infertilità, alterazioni della libido , secchezza vaginale e ridotta eccitazione sessuale. Inoltre, la mancanza di estrogeni può portare a una riduzione della densità ossea e a un aumento del rischio di osteoporosi a lungo termine.

Le cause dell'ipogonadismo possono essere suddivise in forme primarie e secondarie. L'ipogonadismo primario è causato da una disfunzione diretta delle gonadi , che può essere causata da difetti genetici, malattie infiammatorie, processi autoimmuni o danni tossici. Il danno alle cellule di Leydig nei testicoli o alle cellule della granulosa nelle ovaie porta a una ridotta sintesi degli ormoni sessuali, che non possono essere prodotti a sufficienza nonostante il controllo ormonale intatto da parte dell'ipotalamo e dell'ipofisi .

L'ipogonadismo secondario è causato da un'insufficiente stimolazione ormonale delle gonadi dovuta a disfunzioni dell'ipotalamo o dell'ipofisi . Le malattie di questi centri di controllo di livello superiore possono portare a un ridotto rilascio dei fattori di controllo ormonale che sono essenziali per la regolazione della funzione gonadica. Tumori, infiammazioni, mutazioni genetiche o danni traumatici possono portare a un'alterazione del rilascio di questi ormoni di controllo e quindi a una ridotta produzione di testosterone o di estrogeni.

Il declino della funzione gonadica legato all'età è una forma naturale di ipogonadismo che si verifica sia negli uomini che nelle donne nel corso della vita. Nelle donne, la menopausa porta a una significativa riduzione della produzione di estrogeni, che si accompagna a cambiamenti sistemici nel metabolismo, nella densità ossea e nella funzione sessuale . Negli uomini si verifica un graduale declino della produzione di testosterone, che può essere associato a un'alterazione della composizione corporea, a una diminuzione della libido e a una riduzione delle prestazioni cognitive.

Il trattamento terapeutico dell'ipogonadismo prevede la sostituzione degli ormoni sessuali mancanti con ormoni sintetici che consentono di ripristinare l'equilibrio ormonale. La somministrazione di testosterone , estrogeni o progesterone sintetici può normalizzare parzialmente o completamente le funzioni fisiologiche compromesse dalla carenza ormonale. La scelta dei preparati ormonali adatti, il dosaggio e la durata della terapia dipendono dalla situazione ormonale individuale, dalle cause sottostanti e dagli effetti terapeutici desiderati.

La somministrazione a lungo termine di ormoni sintetici può avere effetti sia positivi che potenzialmente dannosi sulla regolazione ormonale dell'organismo. Sebbene una terapia sostitutiva mirata possa alleviare i sintomi dell'ipogonadismo , esiste la possibilità che l'apporto di ormoni esogeni inibisca ulteriormente la produzione propria dell'organismo. Gli effetti della sostituzione ormonale a lungo termine variano a seconda della sensibilità individuale dei meccanismi di controllo ormonale e della posizione genetica ed epigenetica di partenza.

Il trattamento dell'ipogonadismo richiede un preciso chiarimento diagnostico per identificare la causa di fondo della disfunzione ormonale e sviluppare una terapia personalizzata. L'uso mirato di ormoni sintetici può sostenere la funzione fisiologica del sistema endocrino, ma richiede un monitoraggio continuo per ridurre al minimo gli effetti collaterali indesiderati e garantire un equilibrio ormonale a lungo termine.

### 3.3  Menopausa e andropausa : cambiamenti ormonali e conseguenze sessuali

I cambiamenti ormonali che si verificano con l'avanzare dell'età hanno un impatto sulla funzione sessuale di uomini e donne. Mentre la menopausa è caratterizzata da un brusco calo degli ormoni sessuali femminili, il cambiamento ormonale negli uomini durante l'andropausa è graduale. Entrambi i processi sono associati a cambiamenti fisiologici, psicologici e sessuali che possono avere un impatto significativo sulla qualità della vita e sull'esperienza sessuale. Il cambiamento ormonale in questa fase della vita porta a reazioni di adattamento in vari sistemi di organi e modifica l'equilibrio dei meccanismi di controllo ormonale.

La menopausa segna la cessazione definitiva della funzione ovarica e il conseguente calo della produzione di estrogeni e progesterone . Questa carenza ormonale porta a una serie di cambiamenti che influiscono sulla salute sessuale. La diminuzione dei livelli di estrogeni influisce sul flusso sanguigno nella regione genitale, sulla lubrificazione della vagina e sulla sensibilità dei recettori genitali . La mucosa vaginale si assottiglia, perde elasticità e diventa più suscettibile alle irritazioni, spesso accompagnate da dolore durante i rapporti sessuali e da una ridotta eccitazione sessuale. Allo stesso tempo, possono verificarsi sbalzi d'umore, stati depressivi e un'alterazione della risposta allo stress, che hanno un impatto negativo sulla libido . Il cambiamento dell'equilibrio ormonale influisce anche sulla regolazione del sistema nervoso autonomo e può portare a vampate di calore, sudorazione e disturbi del sonno, che possono ridurre ulteriormente il desiderio sessuale.

L'andropausa è caratterizzata da un graduale declino della produzione di testosterone che si estende per diversi decenni. Il calo della concentrazione di testosterone porta a cambiamenti nella massa muscolare, nella distribuzione del grasso, nella densità ossea e nel metabolismo. La diminuzione dei livelli di testosterone influisce sulla regolazione della libido , sulla funzione erettile spontanea e stimolata e sull'intensità del piacere sessuale. La riduzione dell'effetto del testosterone sul sistema nervoso centrale può essere associata a una diminuzione della motivazione sessuale, a una riduzione dell'irritabilità del sistema di ricompensa e a un'alterazione della regolazione emotiva. Oltre agli effetti diretti sulla funzione sessuale, possono verificarsi affaticamento, irritabilità e stati depressivi, che influiscono ulteriormente sull'esperienza sessuale.

I cambiamenti ormonali della menopausa e dell'andropausa non si limitano agli ormoni sessuali, ma interessano anche altri circuiti di regolazione ormonale. Le interazioni tra ormoni sessuali, ormoni dello stress e neurotrasmettitori giocano un ruolo fondamentale nella regolazione dell'esperienza sessuale. La ridotta sensibilità dei recettori ormonali , associata all'invecchiamento, modifica il modo in cui vengono elaborati i segnali ormonali e può ridurre la capacità dell'organismo di rispondere agli stimoli sessuali.

L'apporto esogeno di ormoni sintetici può essere utilizzato specificamente in questa fase della vita per compensare le carenze ormonali e migliorare la salute sessuale. La sostituzione degli estrogeni nelle donne può migliorare la lubrificazione vaginale , favorire l'afflusso di sangue alla regione genitale e ripristinare la sensibilità agli stimoli sessuali. La somministrazione di progesterone può contribuire a stabilizzare ulteriormente l'equilibrio ormonale e a sostenere la regolazione neurobiologica dell'umore. Negli uomini, una terapia mirata con testosterone può contribuire ad aumentare la libido , a migliorare la funzione erettile e a mantenere le prestazioni fisiche.

L'uso a lungo termine degli ormoni sintetici deve essere personalizzato, poiché la risposta alla sostituzione ormonale è influenzata da fattori genetici, metabolici ed epigenetici. La sensibilità dei recettori ormonali , la dinamica dei meccanismi di feedback ormonale e il punto di partenza ormonale individuale determinano la misura in cui gli ormoni sintetici possono ripristinare l'equilibrio fisiologico.

Le interazioni tra cambiamenti ormonali e fattori psicologici giocano un ruolo fondamentale nell'adattamento sessuale durante la menopausa e l'andropausa . L'esperienza dei cambiamenti ormonali non dipende esclusivamente dalla regolazione biochimica degli ormoni sessuali, ma anche da fattori sociali, emotivi e di partnership. Il significato della sessualità in questa fase della vita è influenzato dalle influenze culturali, dalle aspettative individuali e dalla qualità della relazione.

L'uso terapeutico di ormoni sintetici nella terapia sessuale può aiutare a ridurre gli effetti negativi della menopausa e dell'andropausa e a mantenere la salute sessuale. Una diagnosi precisa, l'adattamento personalizzato della terapia ormonale e la considerazione dei fattori neurobiologici e psicologici che la influenzano sono fondamentali per il successo a lungo termine della terapia.

### 3.4 Disregolazione ormonale nella sindrome dell'ovaio policistico (PCOS)

La sindrome dell'ovaio policistico è uno dei disturbi ormonali più comuni nelle donne in età riproduttiva ed è caratterizzata da una complessa disregolazione dei meccanismi di controllo ormonale. Le cause di questo disturbo sono multifattoriali e includono fattori genetici, epigenetici e ambientali che portano a un'alterata regolazione della funzione ovarica, della sensibilità all'insulina e dell'equilibrio ormonale. Le manifestazioni cliniche di questo disturbo sono eterogenee e riguardano la funzione riproduttiva, il metabolismo e la regolazione ormonale generale.

Un'anomalia ormonale centrale nella sindrome dell'ovaio policistico è l'alterata funzione dell'asse ipotalamo - ipofisi-gonadi , che porta a un'alterata secrezione di fattori di controllo ormonale. Il rilascio pulsatile degli ormoni di controllo gonadotropi è spesso accelerato nelle donne colpite, il che porta a un'eccessiva stimolazione delle ovaie. Il conseguente squilibrio nella produzione di ormoni ovarici si manifesta con un'aumentata sintesi di ormoni sessuali maschili, che compromette il normale sviluppo dei follicoli nelle ovaie.

L'eccessiva produzione di ormoni sessuali maschili è una caratteristica centrale di questo disturbo e contribuisce allo sviluppo di numerosi sintomi. L'aumento della produzione di androgeni può portare a un'alterata distribuzione dei peli corporei, all'acne e a un aumento della produzione di sebo. L'aumento della concentrazione di ormoni sessuali maschili influisce anche sulla maturazione dei follicoli, per cui l'ovulazione avviene meno frequentemente o non avviene affatto. Questa alterazione della funzione ovarica è una delle cause principali della riduzione della fertilità che si verifica in molte donne affette.

La disregolazione ormonale nella sindrome dell'ovaio policistico è strettamente legata alle alterazioni metaboliche, in particolare alla ridotta sensibilità all'insulina. La compromissione dell'azione dell'insulina contribuisce all'aumento della produzione di androgeni nelle ovaie, aggravando così lo squilibrio ormonale. Le interazioni tra la regolazione dell'insulina e il controllo ormonale delle ovaie hanno un impatto sull'intera regolazione endocrina e possono favorire lo sviluppo di ulteriori disturbi metabolici.

L'alterazione dell'equilibrio ormonale influisce anche sulla funzione sessuale e sul benessere generale. Un'eccessiva produzione di androgeni può portare a un'alterazione della libido , a un'alterata lubrificazione vaginale e a una ridotta eccitazione sessuale. Allo stesso tempo, possono verificarsi sintomi psicologici come sbalzi d'umore, stati depressivi e una maggiore predisposizione allo stress, che si ripercuotono negativamente sulla funzione sessuale. La disregolazione ormonale può anche influire sull'immagine corporea e sull'autostima, con un ulteriore impatto sulla soddisfazione sessuale.

Il trattamento della sindrome dell'ovaio policistico richiede una regolazione mirata dell'equilibrio ormonale per normalizzare le funzioni ovariche e ridurre al minimo gli effetti negativi della disregolazione ormonale. L'uso di ormoni sintetici può svolgere un ruolo centrale in questo senso, riducendo l'eccessiva produzione di androgeni e stabilizzando il ciclo mestruale. La somministrazione di preparati ormonali specifici può contribuire a ripristinare l'equilibrio ormonale e ad alleviare i sintomi della patologia.

La regolazione ormonale a lungo termine nella sindrome dell'ovaio policistico richiede una terapia personalizzata, poiché i meccanismi di feedback ormonale e le interazioni metaboliche sono influenzati da fattori genetici ed epigenetici. La combinazione di approcci terapeutici ormonali e metabolici può contribuire a ridurre gli effetti negativi della disregolazione ormonale e a ottenere un miglioramento della salute sessuale e del benessere generale.

La complessa interazione tra fattori ormonali, metabolici e neurobiologici rende necessario un monitoraggio continuo degli effetti a lungo termine della sindrome dell'ovaio policistico e la personalizzazione delle strategie terapeutiche. L'uso mirato di ormoni sintetici offre l'opportunità di regolare gli squilibri ormonali e di migliorare in modo duraturo la salute sessuale e la qualità generale della vita.

### 3.5 Effetti dell'iperprolattinemia sulla libido e sulla funzione sessuale

La funzione sessuale è regolata da una complessa interazione di vari ormoni che influenzano la libido , l'eccitazione sessuale e l'equilibrio ormonale attraverso meccanismi centrali e periferici. La prolattina è un ormone prodotto principalmente nell'ipofisi e svolge un ruolo centrale nella regolazione della lattazione e nella modulazione di varie funzioni neuroendocrine. Oltre alla sua importanza per la produzione di latte dopo la nascita, la prolattina ha anche un effetto diretto sulla funzione sessuale e sull'equilibrio ormonale generale. Una produzione eccessiva di questo ormone porta all'iperprolattinemia , che può avere conseguenze di vasta portata sulla libido, sull'eccitabilità sessuale e sulla regolazione ormonale dell'asse riproduttivo.

Il rilascio di prolattina è regolato da vari meccanismi neuroendocrini. L'inibizione dopaminergica proveniente dall'ipotalamo svolge un ruolo centrale controllando la produzione di prolattina nell'ipofisi . Un'interruzione di questo segnale inibitorio o una sovrapproduzione diretta dell'ormone può portare a un aumento della concentrazione di prolattina nel sangue. Le cause dell'iperprolattinemia sono varie e vanno da disturbi funzionali dell'ipofisi a influenze farmacologiche e lesioni strutturali nei centri di controllo ormonale del cervello.

Gli effetti di un aumento della concentrazione di prolattina sulla funzione sessuale sono causati da una complessa interazione con altri circuiti di regolazione ormonale. L'eccessiva produzione di prolattina inibisce la funzione dell'asse ipotalamo-ipofisi-gonadi riducendo il rilascio di importanti fattori di controllo ormonale. Il ridotto rilascio di questi ormoni di controllo porta a una ridotta produzione di testosterone negli uomini e di estrogeni e progesterone nelle donne, con conseguente disregolazione ormonale che influisce direttamente sulla funzione sessuale.

Negli uomini, la disregolazione ormonale causata dall'iperprolattinemia porta a una riduzione della produzione di testosterone, che è associata a una riduzione della libido , a una compromissione della funzione erettile e a una riduzione dell'eccitazione sessuale. Gli effetti neuroendocrini della prolattina influenzano anche la segnalazione dopaminergica nel sistema di ricompensa, che può portare a una riduzione della motivazione sessuale. L'iperprolattinemia cronica può anche causare un cambiamento nella composizione corporea, una riduzione della massa muscolare e un aumento della stanchezza, che possono avere un ulteriore impatto sull'esperienza sessuale.

Nelle donne, l'eccessiva produzione di prolattina può portare a un'alterazione del ciclo mestruale, a una riduzione della produzione di estrogeni e a una ridotta lubrificazione vaginale . La disregolazione ormonale può influenzare la sensibilità dei recettori genitali e portare a una riduzione dell'eccitazione sessuale e a un'alterata percezione degli stimoli sessuali. Anche l'effetto neurobiologico della prolattina sul sistema dopaminergico può contribuire alla riduzione della motivazione sessuale e alla diminuzione della sensazione di piacere.

Le cause dell'iperprolattinemia sono varie e possono essere dovute a fattori fisiologici, patologici o farmacologici. Un aumento temporaneo dei livelli di prolattina può essere causato dallo stress, dalla mancanza di sonno o da un'intensa attività fisica e di solito non comporta una compromissione a lungo termine della funzione sessuale. L'iperprolattinemia persistente, invece, può essere causata da un disturbo dell'ipofisi , che può essere funzionale o strutturale. I tumori dell'ipofisi, in particolare i prolattinomi , provocano un aumento della produzione di prolattina e possono causare una marcata disregolazione ormonale.

L'influenza farmacologica sui livelli di prolattina è un'altra causa rilevante di iperprolattinemia . Alcuni farmaci, soprattutto quelli che influenzano il sistema dopaminergico, possono portare a un aumento della secrezione di prolattina e quindi alterare l'equilibrio ormonale. L'uso a lungo termine di farmaci che influenzano il sistema di inibizione dopaminergica dell'ipofisi può indurre un'iperprolattinemia cronica e quindi portare a un'alterazione permanente della funzione sessuale.

Il trattamento dell'iperprolattinemia e dei suoi effetti sulla funzione sessuale richiede un preciso chiarimento diagnostico per identificare la causa sottostante e fornire un trattamento mirato. La regolazione farmacologica dei livelli di prolattina mediante agenti dopaminergici può contribuire a ripristinare l'equilibrio ormonale e ad alleviare i sintomi sessuali. Nei casi in cui la causa dell'iperprolattinemia è una lesione strutturale dell'ipofisi possono essere necessarie misure chirurgiche o interventistiche.

Gli effetti a lungo termine dell'iperprolattinemia sulla funzione sessuale dipendono dallo stato ormonale dell'individuo, dalla durata della disregolazione ormonale e dalla sensibilità dei recettori ormonali . Le interazioni tra la prolattina , gli ormoni sessuali e le vie di segnalazione neurobiologica richiedono una strategia terapeutica personalizzata per ottimizzare l'equilibrio ormonale e mantenere la salute sessuale.

### 3.6 Disturbi ormonali nelle malattie endocrinologiche (es. diabete, disfunzioni tiroidee)

La regolazione della funzione sessuale è strettamente legata al funzionamento del sistema endocrino, poiché gli ormoni sessuali interagiscono in modo complesso con altri circuiti di regolazione ormonale. Le malattie del sistema endocrino possono influire sull'equilibrio ormonale e alterare la produzione, la secrezione e l'effetto degli ormoni sessuali. Questi disturbi possono essere causati sia da una disregolazione diretta della sintesi ormonale sia da un'alterata sensibilità dei recettori ormonali. Questi effetti sono particolarmente pronunciati nelle malattie che colpiscono il metabolismo, la funzione tiroidea o quella delle ghiandole surrenali.

Diabete Il diabete mellito è una delle malattie endocrine più comuni, associata a significative alterazioni ormonali e metaboliche. L'alterazione dell'azione dell'insulina non solo influisce sul metabolismo del glucosio, ma ha anche effetti di vasta portata sulla funzione degli ormoni sessuali. L'iperglicemia cronica porta a cambiamenti nella salute vascolare e dei nervi, che possono avere un impatto negativo sulla funzione sessuale. Gli uomini affetti da questo disturbo mostrano spesso una ridotta produzione di testosterone, che si associa a una riduzione della libido, a una compromissione della funzione erettile e a un'alterata regolazione della motivazione sessuale. Le donne affette da questo disturbo metabolico possono sviluppare un'alterata produzione di estrogeni, disturbi del ciclo mestruale e una ridotta lubrificazione vaginale, che possono portare a un'esperienza sessuale compromessa. Anche gli effetti neurobiologici di un'alterata regolazione dell'insulina sono importanti, poiché l'insulina svolge un ruolo centrale nella modulazione della segnalazione dopaminergica nel sistema di ricompensa. Le alterazioni di questa regolazione possono provocare una riduzione della motivazione sessuale e un'alterazione dell'elaborazione degli stimoli sessuali.

Anche le malattie della tiroide sono tra i disturbi endocrini più comuni e possono avere un impatto significativo sulla funzione sessuale. Un'insufficiente produzione di ormoni tiroidei porta a un rallentamento del metabolismo, che può essere associato a una riduzione della libido , a una ridotta eccitabilità sessuale e a un'alterata regolazione ormonale dell'asse riproduttivo. La ridotta sensibilità dei tessuti ai segnali ormonali può portare a un'alterata regolazione degli ormoni sessuali, che può manifestarsi sia con una ridotta produzione di testosterone negli uomini sia con disturbi del ciclo mestruale nelle donne. L'eccessiva produzione di ormoni tiroidei, invece, porta a un aumento dell'attività metabolica, che può essere accompagnato da un aumento dell'eccitazione sessuale e da un'alterazione dei sistemi di feedback ormonale. Gli effetti neurobiologici di un'alterata funzione tiroidea si ripercuotono anche sulla regolazione dell'umore, che è influenzata da cambiamenti nell'attività delle vie di segnalazione serotoninergiche e dopaminergiche.

Malattie delle ghiandole surrenali possono anche causare una disregolazione ormonale che influisce sulla funzione sessuale. Le ghiandole surrenali sono coinvolte nella sintesi di importanti ormoni precursori che possono essere convertiti in ormoni sessuali. Una ridotta funzione della corteccia surrenale può portare a una riduzione della produzione di questi ormoni precursori, alterando così l'equilibrio degli ormoni sessuali. Un'attività eccessiva della corteccia surrenale, invece, può portare a un'eccessiva produzione di ormoni sessuali maschili, che nelle donne può portare a un'alterazione dell'equilibrio ormonale, a un aumento della peluria e a una riduzione dei caratteri sessuali femminili.

Le interazioni tra questi disturbi endocrini e la regolazione ormonale della funzione sessuale sono complesse e variano in base a fattori genetici, epigenetici e ambientali. Gli squilibri ormonali causati da queste malattie richiedono una strategia terapeutica mirata che tenga conto sia del disturbo endocrino di base sia della regolazione ormonale della funzione sessuale.

L'uso di ormoni sintetici può svolgere un ruolo centrale in questo senso, stabilizzando l'equilibrio ormonale e riducendo gli effetti negativi dei disturbi endocrini sulla funzione sessuale. La sostituzione mirata di testosterone , estrogeni o altri ormoni sessuali può contribuire a migliorare la salute sessuale e a compensare le carenze ormonali. Tuttavia, la sensibilità individuale alle terapie ormonali varia notevolmente e dipende dallo specifico disturbo endocrino e dallo stato ormonale dell'individuo.

Il monitoraggio a lungo termine della regolazione ormonale nei disturbi endocrini è importante per raggiungere un equilibrio ottimale tra salute metabolica e sessuale. Un preciso chiarimento diagnostico e l'uso mirato di ormoni sintetici possono contribuire a correggere gli squilibri ormonali e a migliorare la salute sessuale e il benessere generale.

# 4. Ormoni sintetici: sviluppo, meccanismi d'azione e aree di applicazione

## 4.1 Definizione e sviluppo degli ormoni sintetici

Lo sviluppo degli ormoni sintetici rappresenta un progresso significativo in medicina, in quanto consentono la regolazione mirata dei processi ormonali e sono utilizzati in diverse aree terapeutiche. La sintesi e l'applicazione di queste sostanze si basano sulla conoscenza dettagliata della regolazione ormonale fisiologica e dei meccanismi molecolari che mediano l'effetto degli ormoni nei tessuti bersaglio. La possibilità di modulare in modo specifico i processi ormonali utilizzando sostanze esogene apre prospettive di vasta portata per il trattamento delle malattie ormonali e per l'influenza mirata delle funzioni biologiche.

Lo sviluppo di ormoni sintetici si basa sulla ricerca della struttura chimica e dell'effetto biologico degli ormoni endogeni. I progressi nella sintesi chimica hanno reso possibile la produzione di sostanze ormonali identiche agli ormoni naturali o modificate in modo specifico per ottenere proprietà farmacologiche specifiche. I primi ormoni sintetici sono stati ottenuti mediante estrazione e modifica di sostanze biologiche, mentre i processi moderni si basano sulla sintesi chimica o sull'ingegneria genetica. Questi progressi hanno permesso lo sviluppo di preparati ormonali che consentono un controllo più preciso dei livelli ormonali, riducendo al minimo gli effetti collaterali indesiderati .

I meccanismi d'azione degli ormoni sintetici si basano sull'interazione con recettori specifici nelle cellule bersaglio, per cui vengono attivate o inibite vie di segnalazione intracellulare. Questi processi controllano l'espressione genica, la sintesi di proteine specifiche e la modulazione delle funzioni cellulari. L'effetto degli ormoni sintetici dipende da vari fattori, tra cui l'affinità di legame con il recettore, la stabilità della sostanza nell'organismo e la capacità di influenzare i meccanismi di feedback fisiologici. Mentre alcuni ormoni sintetici hanno un effetto identico alle loro controparti naturali, altri sono stati modificati per avere un'emivita più lunga o per attivare in modo specifico determinati sottotipi di recettori.

Le aree di applicazione degli ormoni sintetici sono diverse e comprendono il trattamento delle carenze ormonali, la regolazione dei processi endocrini e l'influenza mirata delle funzioni biologiche a scopo terapeutico. Gli ormoni sintetici svolgono un ruolo centrale nella terapia sessuale in quanto possono ripristinare l'equilibrio ormonale e migliorare la funzione sessuale. La terapia sostitutiva con ormoni sessuali sintetici viene utilizzata in particolare per gli squilibri ormonali causati da malattie endocrine, cambiamenti ormonali legati all'età o disturbi genetici.

L'ulteriore sviluppo degli ormoni sintetici mira a ottimizzare ulteriormente le proprietà farmacologiche di queste sostanze per consentire una regolazione mirata dei processi ormonali con pochi effetti collaterali. I progressi della biologia molecolare e della farmacologia aprono nuove possibilità per lo sviluppo di agenti ormonali che consentono un controllo più preciso delle vie di segnalazione ormonale e supportano un trattamento personalizzato dei disturbi ormonali.

## 4.2  Differenze tra ormoni bioidentici e sintetici

La regolazione ormonale del corpo umano avviene attraverso complessi meccanismi di controllo che richiedono un preciso equilibrio tra sintesi, rilascio ed effetto degli ormoni. Nella pratica medica, sia gli ormoni bioidentici che quelli sintetici vengono utilizzati per compensare le carenze ormonali e per modulare in modo mirato specifiche funzioni fisiologiche. Le differenze tra queste due categorie si basano sulla loro struttura chimica, sul loro effetto farmacologico e sulla loro interazione con i circuiti di controllo ormonale naturali.

Ormoni bioidentici sono chimicamente identici agli ormoni dell'organismo e si basano su una struttura molecolare che corrisponde esattamente alla sostanza prodotta endogenamente. Spesso sono sintetizzati a partire da steroidi vegetali e modificati in modo da assomigliare agli ormoni umani nella loro struttura e funzione. Questa identità consente un legame naturale con i recettori ormonali e un'interazione ampiamente fisiologica con i meccanismi di controllo ormonale. Il tasso di degradazione biologica e i processi metabolici a cui questi ormoni sono soggetti sono paragonabili a quelli degli ormoni propri dell'organismo, il che garantisce un elevato grado di compatibilità con i cicli ormonali naturali.

Gli ormoni sintetici, invece, sono sostanze modificate chimicamente che hanno una struttura molecolare modificata o sono state prodotte interamente in modo artificiale. Queste modifiche servono a ottimizzare alcune proprietà farmacologiche, come un'emivita prolungata, un maggiore legame con i recettori o l'attivazione specifica di determinate vie di segnalazione. A causa delle modifiche strutturali, gli ormoni sintetici possono interagire in modo diverso con i recettori ormonali , il che può portare a effetti biologici diversi rispetto agli ormoni naturali. Alcuni ormoni sintetici si legano ai loro recettori bersaglio con maggiore affinità, mentre altri vengono metabolizzati più lentamente a causa della loro struttura alterata e hanno quindi una durata d'azione maggiore.

In molti casi, l'effetto degli ormoni bioidentici corrisponde alla funzione fisiologica degli ormoni propri dell'organismo, poiché si inseriscono nei meccanismi di feedback ormonale esistenti. Sono soggetti agli stessi processi di regolazione degli ormoni endogeni e vengono metabolizzati in modo simile dagli enzimi e dai meccanismi di trasporto coinvolti. Gli ormoni sintetici, invece, possono avere un effetto differenziato o potenziato grazie alla loro modifica chimica, che differisce dalla regolazione ormonale naturale. In alcuni casi, queste modifiche portano a un'attivazione più selettiva di specifiche vie di segnalazione, che possono essere utilizzate terapeuticamente per ottenere effetti mirati.

Un'altra differenza significativa sta nella tolleranza individuale e nei possibili effetti collaterali . Gli ormoni bioidentici sono generalmente ben tollerati dall'organismo, poiché sono strutturalmente indistinguibili dagli ormoni propri dell'organismo. Hanno un'elevata specificità di legame con i recettori e vengono scomposti in modo efficiente nei processi metabolici naturali. Gli ormoni sintetici, invece, possono mostrare un'interazione modificata con i recettori bersaglio o le proteine di trasporto a causa della loro struttura modificata, che può portare a reazioni individualmente diverse. Le proprietà farmacocinetiche degli ormoni sintetici, in particolare la loro stabilità e metabolizzazione, possono portare a un effetto più forte o prolungato rispetto agli ormoni naturali.

L'uso di ormoni bioidentici e sintetici nella terapia sessuale richiede un'attenta considerazione delle rispettive proprietà farmacologiche e una precisa analisi della situazione ormonale individuale. Mentre gli ormoni bioidentici sono spesso considerati un'alternativa naturale per il ripristino dell'equilibrio ormonale, gli ormoni sintetici offrono opzioni terapeutiche più ampie per la modulazione mirata di specifici processi ormonali.

La ricerca sullo sviluppo di nuove sostanze ormonali si sta concentrando sempre più sull'ottimizzazione degli ormoni sintetici, al fine di combinare i vantaggi del controllo mirato delle vie di segnalazione ormonale con una migliore tollerabilità. I progressi della biologia molecolare e la modifica farmacologica delle sostanze ormonali aprono nuove prospettive per una terapia ormonale personalizzata, che può includere sia sostanze bioidentiche che sintetiche.

## 4.3 Farmacocinetica e modalità d'azione degli ormoni di sintesi

Le proprietà farmacocinetiche degli ormoni sintetici ne determinano l'assorbimento, la distribuzione, la metabolizzazione e l'escrezione nell'organismo e ne influenzano significativamente l'efficacia terapeutica . La struttura chimica degli ormoni sintetici è stata appositamente modificata per ottenere specifiche proprietà farmacologiche che consentono una regolazione controllata ed efficiente dei processi ormonali. L'assorbimento e la disponibilità di queste sostanze nell'organismo dipendono da vari fattori, tra cui la forma di somministrazione, il legame con le proteine di trasporto nel sangue e la conversione enzimatica in metaboliti attivi o inattivi.

L'assorbimento degli ormoni sintetici avviene attraverso vie diverse a seconda della forma di dosaggio . I preparati orali subiscono un primo passaggio attraverso il fegato, dove subiscono una trasformazione metabolica che ne influenza la biodisponibilità. Le applicazioni transdermiche o parenterali bypassano questa via metabolica e consentono l'assorbimento diretto nella circolazione sistemica, che può portare a una concentrazione plasmatica più stabile e a una maggiore durata d'azione. La scelta della forma di applicazione influenza in modo significativo la cinetica degli ormoni e può essere utilizzata in modo specifico per controllare i livelli ormonali.

Dopo l'assorbimento nel flusso sanguigno, gli ormoni sintetici vengono distribuiti attraverso specifiche proteine di trasporto che ne regolano la disponibilità per i tessuti bersaglio. Il legame con le proteine di trasporto influenza l'emivita degli ormoni e ne modifica l'effetto determinando la porzione libera, biologicamente attiva, della sostanza. Le modifiche sintetiche della struttura ormonale possono cambiare il legame con le proteine di trasporto e quindi controllare il tempo di permanenza degli ormoni nel sangue e la loro interazione con le cellule bersaglio.

La metabolizzazione degli ormoni sintetici avviene principalmente nel fegato ed è soggetta a modificazioni enzimatiche, che portano all'attivazione o all'inattivazione della sostanza. Alcuni ormoni sintetici sono progettati come prodromi e devono essere prima convertiti nella loro forma attiva da processi enzimatici prima di sviluppare il loro effetto biologico. La stabilità metabolica degli ormoni sintetici varia a seconda della loro struttura chimica: alcune sostanze hanno una durata d'azione prolungata, mentre altre sono rapidamente metabolizzate ed escrete. L'escrezione avviene principalmente attraverso i reni o i dotti biliari, sebbene la degradazione degli ormoni sintetici possa essere influenzata da differenze individuali nell'attività enzimatica.

L'effetto degli ormoni sintetici è mediato dalla loro interazione con specifici recettori , situati sulla membrana cellulare o all'interno della cellula. Dopo essersi legati ai rispettivi recettori, questi ormoni inducono una cascata di segnalazione che porta all'attivazione o all'inibizione di determinati geni e processi cellulari. L'affinità degli ormoni sintetici per i loro recettori varia a seconda della loro struttura chimica, consentendo di modulare in modo mirato specifiche vie di segnalazione ormonale.

Alcuni ormoni sintetici sono stati sviluppati in modo tale da legarsi selettivamente a determinati sottotipi di recettori e quindi avere un effetto differenziato. Questo controllo mirato dell'azione ormonale consente di massimizzare gli effetti terapeutici e minimizzare gli effetti collaterali . Il legame recettoriale degli ormoni sintetici può anche essere ottimizzato mediante modifiche strutturali, al fine di aumentare la sensibilità delle cellule bersaglio all'ormone o di influenzare la durata dell'attivazione del recettore.

Le proprietà farmacocinetiche e farmacodinamiche degli ormoni sintetici sono fondamentali per il loro utilizzo nella terapia sessuale , in quanto influenzano l'equilibrio ormonale e possono essere utilizzati specificamente per regolare le funzioni sessuali. L'ulteriore sviluppo degli ormoni sintetici si concentra sempre più sull'ottimizzazione del legame con i recettori, sull'estensione della durata d'azione e sulla riduzione degli effetti collaterali al fine di consentire una terapia ormonale più precisa e adattata alle esigenze individuali.

## 4.4 Opzioni di applicazione e forme di dosaggio (iniezioni, applicazioni transdermiche, preparazioni orali)

L'uso terapeutico degli ormoni sintetici richiede un controllo preciso dei livelli ormonali, che può essere ottenuto utilizzando varie forme di dosaggio. La scelta del metodo di applicazione appropriato dipende dalle proprietà farmacocinetiche, dal punto di partenza ormonale individuale e dagli obiettivi terapeutici. Le diverse forme di dosaggio influenzano l'assorbimento, l'elaborazione metabolica e la disponibilità biologica degli ormoni, il che significa che è possibile controllarne la durata d'azione e l'efficacia.

L'iniezione di ormoni sintetici consente l'assorbimento diretto nel flusso sanguigno e il rilascio controllato per un periodo di tempo definito. Questa forma di applicazione è utilizzata principalmente per gli ormoni con un'emivita più lunga e destinati ad avere un effetto continuo. L'iniezione intramuscolare determina un rilascio graduale dell'ormone dal deposito nel tessuto muscolare, consentendo di raggiungere livelli ormonali stabili per diversi giorni o settimane. Le iniezioni sottocutanee consentono di assorbire l'ormone in modo più lento e uniforme, rendendo possibile il controllo dei livelli ormonali in modo mirato. Il dosaggio e l'intervallo tra le iniezioni sono regolati individualmente per garantire una regolazione ormonale ottimale e ridurre al minimo le fluttuazioni della concentrazione di ormoni nel sangue.

L'applicazione transdermica di ormoni sintetici avviene attraverso la pelle e consente un rilascio continuo della sostanza ormonale. L'assorbimento attraverso la pelle avviene per diffusione passiva, influenzata dalla lipofilia della sostanza e dalla consistenza della pelle. Questa forma di applicazione è spesso utilizzata per evitare le naturali fluttuazioni della concentrazione ormonale e per consentire un assorbimento uniforme per un periodo di tempo più lungo. La somministrazione transdermica di ormoni sintetici avviene sotto forma di gel, creme o cerotti che trasportano l'ormone nella circolazione sistemica attraverso la pelle. Questo metodo evita l'elaborazione metabolica nel fegato, che può ridurre la biodisponibilità dei preparati orali.

La somministrazione orale di ormoni sintetici è una forma di somministrazione ampiamente utilizzata che consente un dosaggio semplice e flessibile . L'assorbimento avviene nel tratto gastrointestinale ed è soggetto a un primo passaggio attraverso il fegato, dove l'ormone viene modificato metabolicamente prima di entrare nella circolazione sistemica. Le proprietà farmacocinetiche dei preparati orali dipendono dalla struttura chimica della sostanza ormonale e da fattori individuali che influenzano l'assorbimento e la metabolizzazione. La biodisponibilità degli ormoni orali varia a seconda della capacità metabolica del fegato, il che può portare a differenze individuali nell'effetto dell'ormone.

La scelta della forma di dosaggio ottimale degli ormoni sintetici si basa su un'analisi precisa degli effetti terapeutici desiderati, della regolazione ormonale individuale e delle preferenze del paziente. I diversi metodi di applicazione consentono un controllo mirato dei livelli ormonali e contribuiscono alla personalizzazione della terapia. I progressi della tecnologia farmaceutica consentono di sviluppare nuove forme di dosaggio che garantiscono un controllo più preciso degli ormoni nell'organismo e migliorano ulteriormente l'efficacia terapeutica degli ormoni sintetici.

# 5. Uso terapeutico degli ormoni sintetici per i disturbi sessuali

## 5.1 Terapia con testosterone

### 5.1.1 Indicazioni per gli uomini

L'uso di preparati sintetici di testosterone è un'importante opzione terapeutica per gli uomini che soffrono di disregolazione ormonale della funzione sessuale (ipogonadismo, disfunzione erettile, perdita della libido ). La regolazione della funzione sessuale maschile dipende in larga misura dalla concentrazione e dalla disponibilità biologica di questo ormone, che svolge un ruolo centrale nel controllo della libido, della funzione erettile e del benessere psicologico. Una produzione insufficiente di testosterone può avere un impatto sul benessere generale, sulle prestazioni fisiche e sulla salute sessuale; per questo motivo la sostituzione ormonale mirata può essere una strategia di trattamento efficace.

Le indicazioni per la terapia con testosterone comprendono vari disturbi della regolazione ormonale che sono associati a un deficit di testosterone e alle limitazioni funzionali associate. Una delle indicazioni più comuni è l'ipogonadismo, un disturbo caratterizzato da una produzione insufficiente di testosterone nei testicoli o da una ridotta stimolazione del rilascio dell'ormone da parte dei centri di controllo di livello superiore del cervello. Questa disfunzione ormonale può essere congenita o acquisita e comporta una serie di sintomi, che vanno dalla riduzione della libido e dall'eccitazione sessuale limitata alla riduzione della massa muscolare e a un cambiamento della composizione corporea. La terapia con testosterone mira a riportare i livelli di testosterone nel range fisiologico e ad alleviare i sintomi associati.

Un'altra applicazione terapeutica della terapia con testosterone è il trattamento della disfunzione erettile, in particolare nei casi in cui la compromissione della funzione erettile è associata a uno squilibrio ormonale. Il testosterone svolge un ruolo centrale nella regolazione dei meccanismi vascolari e neuronali coinvolti nello sviluppo e nel mantenimento dell'erezione. Livelli insufficienti di testosterone possono compromettere la funzione delle cellule endoteliali, il rilascio di ossido nitrico e la sensibilità dei recettori penieni , con conseguente riduzione della funzione e-rettile. Una sostituzione ormonale mirata può migliorare l'eccitazione sessuale, promuovere il flusso sanguigno nell'area genitale e ripristinare la reattività agli stimoli sessuali.

Un altro importante campo di applicazione della terapia con testosterone è la perdita della libido , che è associata a un'insufficiente stimolazione ormonale dei meccanismi di controllo nervoso centrale. Il testosterone modula le vie di segnalazione dopaminergiche nel cervello, essenziali per la motivazione, il desiderio e la percezione degli stimoli sessuali. Un livello ridotto di testosterone può portare a una diminuzione dei pensieri sessuali, a una minore disponibilità a essere sessualmente attivi e a una minore reattività agli stimoli sessuali. La terapia con testosterone può contribuire ad aumentare la motivazione sessuale, a migliorare la sensibilità agli stimoli sessuali e ad aumentare la soddisfazione sessuale complessiva.

La terapia con testosterone è personalizzata per garantire un equilibrio ottimale tra efficacia terapeutica e regolazione fisiologica. La scelta della forma di dosaggio dipende da vari fattori, tra cui la velocità di insorgenza dell'azione desiderata, le preferenze del paziente e le proprietà farmacocinetiche dei rispettivi preparati di testosterone. Il monitoraggio continuo dei livelli ormonali è essenziale per mantenere l'equilibrio ormonale e minimizzare i potenziali effetti collaterali .

L'uso a lungo termine di testosterone sintetico richiede un'attenta considerazione dei benefici e dei rischi, poiché una sostituzione eccessiva o incontrollata può influenzare i meccanismi di feedback fisiologici e portare a una soppressione della produzione di testosterone da parte dell'organismo. La terapia ormonale viene quindi regolata tenendo conto dei valori ormonali di base individuali, delle predisposizioni genetiche e dei fattori metabolici, al fine di ottenere un miglioramento sostenibile della funzione sessuale.

### 5.1.2 Indicazioni per le donne

La regolazione ormonale della sessualità femminile è soggetta a cambiamenti naturali nel corso della vita, influenzati da processi fisiologici come la menopausa . Con il declino della funzione ovarica, la produzione di estrogeni e progesterone diminuisce significativamente, con conseguenti cambiamenti nell'equilibrio ormonale. Oltre agli effetti primari sul ciclo mestruale e sulla capacità riproduttiva, il cambiamento ormonale influenza anche la libido , l'eccitazione e il desiderio sessuale. I cambiamenti della libido in postmenopausa sono una conseguenza comune di questa disregolazione ormonale e possono essere accompagnati da una riduzione della motivazione sessuale, da una minore sensibilità agli stimoli sessuali e da un'alterata percezione del piacere.

Il ruolo del testosterone nella funzione sessuale femminile è sempre più riconosciuto come terapeuticamente rilevante, in quanto ha una funzione centrale nella modulazione della libido e dell'eccitazione sessuale. Sebbene il testosterone sia prodotto in quantità significativamente inferiori nelle donne rispetto agli uomini, contribuisce in modo significativo alla regolazione della motivazione e del desiderio sessuale. Un calo naturale della produzione di testosterone durante la menopausa può quindi portare a una graduale diminuzione della libido, che può manifestarsi con una ridotta attività sessuale, una minore fantasia sessuale e una minore reattività agli stimoli sessuali.

L'uso del testosterone sintetico per il trattamento delle alterazioni della libido in postmenopausa si basa sulla consapevolezza che un livello equilibrato di testosterone è un prerequisito fondamentale per la salute e il benessere sessuale. La sostituzione con testosterone sintetico può ottimizzare l'elaborazione nervosa centrale degli stimoli sessuali aumentando l'attività delle vie di segnalazione dopaminergiche nel cervello, essenziali per il piacere e la motivazione sessuale. La maggiore disponibilità di testosterone può anche migliorare la sensibilità dei recettori genitali e favorire il flusso sanguigno vaginale, con effetti positivi sull'eccitazione sessuale e sull'esperienza sessuale in generale.

Un altro aspetto fondamentale dei cambiamenti della libido in postmenopausa è l'interazione tra il testosterone e gli estrogeni, che insieme contribuiscono alla regolazione della funzione sessuale. Mentre la riduzione degli estrogeni in menopausa è associata a secchezza vaginale, diminuzione del flusso sanguigno genitale e alterazione della sensibilità dei tessuti, la somministrazione aggiuntiva di testosterone può avere effetti sinergici, potenziando l'effetto degli estrogeni rimanenti e creando un equilibrio ormonale più stabile.

La terapia con testosterone sintetico per il trattamento delle alterazioni della libido in postmenopausa richiede un'attenta regolazione del dosaggio , poiché la sensibilità ormonale è significativamente più pronunciata nelle donne che negli uomini. Un sovradosaggio può portare a effetti indesiderati, come una variazione dei peli corporei, una modulazione dell'umore o un cambiamento nella distribuzione del grasso e dei muscoli. Un monitoraggio preciso dei livelli ormonali è quindi essenziale per consentire un ripristino mirato dell'equilibrio ormonale e ridurre al minimo gli effetti collaterali indesiderati .

L'efficacia della terapia con testosterone nelle donne in postmenopausa dipende da vari fattori, tra cui la linea di base ormonale individuale, le predisposizioni genetiche e i processi metabolici che influenzano la conversione e la disponibilità dell'ormone nell'organismo. L'uso terapeutico di ormoni sintetici in questo ambito richiede una diagnostica precisa e un monitoraggio continuo del trattamento per ottenere gli effetti desiderati sulla libido mantenendo un equilibrio fisiologico della regolazione ormonale.

L'uso mirato di preparati a base di testosterone sintetico offre un'opzione promettente per il trattamento delle alterazioni ormonali della libido nella fase postmenopausale della vita. Una terapia personalizzata può ottenere un miglioramento duraturo della salute sessuale, tenendo conto degli aspetti fisici e neurobiologici della sessualità femminile . La crescente ricerca scientifica sul ruolo del testosterone nella funzione sessuale femminile apre nuove prospettive per una terapia ormonale differenziata e mirata, in grado di migliorare il benessere sessuale e la qualità della vita nella postmenopausa.

### 5.1.3  Dosaggio , efficacia , effetti collaterali

L'uso terapeutico degli ormoni sintetici richiede naturalmente un preciso aggiustamento del dosaggio per ottenere un'efficacia ottimale e allo stesso tempo ridurre al minimo gli effetti collaterali indesiderati . La regolazione ormonale nell'organismo è soggetta a complessi meccanismi di feedback che richiedono un controllo finemente calibrato dei livelli ormonali. Il dosaggio degli ormoni sintetici dipende da vari fattori, tra cui la situazione ormonale individuale, le proprietà farmacocinetiche della rispettiva sostanza e gli obiettivi specifici della terapia. Un dosaggio troppo basso può portare a un effetto terapeutico inadeguato, mentre un'assunzione eccessiva può alterare l'equilibrio fisiologico dei circuiti di controllo ormonale e causare effetti indesiderati.

Il dosaggio ottimale è determinato da un'analisi completa dei valori ormonali di base e dal monitoraggio continuo degli effetti terapeutici. La sensibilità individuale agli ormoni sintetici varia notevolmente ed è influenzata da fattori genetici, dall'età, dal metabolismo e dall'affinità recettoriale della rispettiva sostanza. Il dosaggio viene di solito aggiustato gradualmente per consentire un graduale ripristino dell'equilibrio ormonale ed evitare fluttuazioni estreme delle concentrazioni ormonali.

L'efficacia degli ormoni sintetici dipende dalla loro capacità di innescare gli effetti fisiologici e terapeutici desiderati senza influenzare eccessivamente la regolazione ormonale naturale. La concentrazione biodisponibile dell'ormone nel sangue e il suo legame con specifici recettori determinano l'efficacia del trattamento. Alcuni ormoni sintetici hanno un'emivita più lunga rispetto alle loro controparti naturali, il che consente loro di avere un effetto più stabile. Altri sono stati specificamente modificati in modo da attivare o inibire selettivamente recettori specifici per ottenere effetti terapeutici mirati.

L'efficacia della terapia ormonale è verificata da controlli regolari, che consentono di adeguare il dosaggio e di garantire la stabilizzazione a lungo termine della funzione ormonale. Le differenze individuali nella risposta agli ormoni sintetici richiedono un adattamento flessibile della terapia per garantire un equilibrio ottimale tra beneficio terapeutico e tolleranza fisiologica.

L'uso di ormoni sintetici può essere associato a una serie di effetti collaterali che dipendono sia dalla struttura chimica della sostanza sia dalla risposta del singolo organismo alla modulazione ormonale. Un apporto eccessivo o prolungato di ormoni sintetici può portare a una soppressione della produzione ormonale dell'organismo, in quanto i meccanismi fisiologici di feedback reagiscono all'aumento dell'apporto esterno. Questo effetto può portare a una temporanea carenza ormonale, soprattutto dopo l'interruzione della terapia, che può manifestarsi con una riduzione dell'eccitazione sessuale, una diminuzione della libido o un'alterazione della regolazione emotiva.

Altri possibili effetti collaterali degli ormoni sintetici dipendono dalla sostanza specifica e dal suo effetto sui vari sistemi di organi. Negli uomini, un aumento dell'effetto degli androgeni può portare a un cambiamento della composizione corporea, a un aumento della produzione di sebo o a un cambiamento dell'umore. Nelle donne, gli estrogeni sintetici e i progestinici possono modulare il metabolismo dei grassi, alterare la lubrificazione vaginale o influenzare la pressione sanguigna. Gli effetti a lungo termine degli ormoni sintetici sul metabolismo, sulla densità ossea e sul sistema cardiovascolare richiedono continue indagini scientifiche per ridurre ulteriormente i potenziali rischi ed effetti collaterali.

La scelta del giusto dosaggio e il monitoraggio dell'efficacia e della tollerabilità degli ormoni sintetici sono fattori decisivi per il successo a lungo termine della terapia. Lo sviluppo di nuove preparazioni ormonali che consentono un controllo più preciso dell'attivazione dei recettori e hanno una migliore stabilità metabolica offre prospettive promettenti per l'ottimizzazione della terapia ormonale in medicina sessuale.

## 5.2  Terapia con estrogeni e progestinici

L'uso di estrogeni sintetici e progestinici svolge un ruolo centrale nella regolazione ormonale della funzione sessuale femminile e viene utilizzato sia per il trattamento degli squilibri ormonali sia per la modulazione mirata dei processi ormono-dipendenti. L'effetto fisiologico di questi ormoni si estende a numerosi tessuti e, oltre alla funzione riproduttiva, influenza anche il sistema cardiovascolare, il metabolismo osseo, il sistema nervoso centrale e il benessere psicologico generale. La sostituzione ormonale mirata può aiutare a compensare le carenze ormonali, a migliorare l'eccitazione sessuale e a mantenere l'equilibrio ormonale.

La terapia estrogenica è utilizzata principalmente per le donne che hanno una ridotta produzione endogena di estrogeni. Ciò riguarda in particolare le donne in menopausa, nelle quali il calo naturale della sintesi ovarica di estrogeni può portare a una serie di sintomi che influiscono sulla funzione sessuale e sul benessere generale. La ridotta concentrazione di estrogeni influisce sulla regolazione della lubrificazione vaginale, sul flusso sanguigno nella regione genitale e sulla sensibilità agli stimoli sessuali. La sostituzione ormonale con estrogeni sintetici può modulare in modo specifico questi cambiamenti, stimolando i recettori estrogeno-dipendenti nei tessuti bersaglio e sostenendo la funzione fisiologica del tratto genitale. Inoltre, gli estrogeni hanno un effetto modulante sui processi neurobiologici che influenzano il desiderio sessuale e la reattività emotiva agli stimoli sessuali.

I progestinici sintetici sono spesso utilizzati in combinazione con gli estrogeni per garantire una regolazione ormonale equilibrata ed evitare gli effetti indesiderati della stimolazione incontrollata degli estrogeni sull'endometrio. I progestinici svolgono un ruolo essenziale nella regolazione del ciclo mestruale e sono coinvolti nella preparazione del rivestimento uterino per un eventuale impianto. Nella terapia sessuale, i progestinici sintetici sono utilizzati specificamente per compensare gli squilibri ormonali associati ai disturbi della libido, all'eccitazione sessuale o alla lubrificazione vaginale. La regolazione ormonale da parte dei progestinici influenza anche i meccanismi di controllo nervoso centrale coinvolti nella percezione degli stimoli sessuali e nella regolazione della reattività emotiva.

Le proprietà farmacologiche degli estrogeni sintetici e dei progestinici sono state specificamente modificate per garantire una durata d'azione ottimizzata, un legame selettivo con i recettori e una migliore stabilità metabolica. Gli estrogeni sintetici hanno una biodisponibilità più elevata rispetto agli estrogeni naturali e possono essere somministrati in diverse forme di dosaggio per consentire un controllo mirato dei livelli ormonali. Le preparazioni transdermiche offrono un assorbimento continuo ed evitano il primo passaggio attraverso il fegato, migliorando la stabilità della concentrazione ormonale nel sangue. I preparati orali sono soggetti a modificazioni metaboliche nel fegato, che ne influenzano la biodisponibilità e possono variare a seconda della capacità metabolica individuale.

La combinazione di estrogeni e progestinici sintetici viene utilizzata specificamente nella terapia sessuale per ottimizzare la regolazione ormonale della funzione sessuale femminile e ridurre al minimo gli effetti negativi delle carenze ormonali. L'adattamento preciso della terapia ormonale alle esigenze individuali richiede un monitoraggio continuo dei parametri ormonali per garantire un equilibrio ottimale tra efficacia terapeutica e tolleranza fisiologica. Lo sviluppo di nuovi ormoni sintetici con meccanismi d'azione più mirati offre ulteriori prospettive per migliorare la terapia ormonale in medicina sessuale e per personalizzare il trattamento in base alle specifiche esigenze ormonali delle pazienti.

### 5.2.1 Indicazioni in menopausa

La menopausa è una fase fisiologica della vita della donna caratterizzata dalla perdita permanente della produzione di ormoni ovarici e ha un impatto su vari sistemi di organi. La diminuzione degli estrogeni e dei progestinici porta a una serie di cambiamenti che non solo mettono fine al ciclo mestruale, ma influenzano anche la funzione sessuale, il metabolismo, il sistema cardiovascolare e il sistema nervoso centrale. I cambiamenti ormonali durante la menopausa possono essere accompagnati da una diminuzione della libido , da un'alterazione della lubrificazione vaginale e da una ridotta sensibilità agli stimoli sessuali, che possono portare a una riduzione dell'eccitazione e della soddisfazione sessuale.

La sostituzione ormonale con estrogeni e progestinici di sintesi è un'opzione terapeutica essenziale per regolare gli effetti negativi della carenza ormonale durante la menopausa e per sostenere la salute sessuale. L'apporto mirato di estrogeni può influenzare positivamente i cambiamenti strutturali e funzionali del tratto genitale, migliorando il flusso sanguigno vaginale, mantenendo l'elasticità dell'epitelio vaginale e stabilizzando la sensibilità agli stimoli sessuali. Il ripristino di un equilibrio ormonale fisiologico può anche favorire la percezione del piacere e dell'eccitazione, spesso alterata dal calo della stimolazione ormonale durante la menopausa.

Oltre agli effetti diretti sulla funzione sessuale, la sostituzione ormonale ha anche un effetto modulante sui processi neurobiologici che influenzano il benessere emotivo e psicologico. Il calo della concentrazione di estrogeni durante la menopausa può essere associato a un'alterazione dell'attività delle vie di segnalazione serotoninergiche e dopaminergiche nel cervello, che svolgono un ruolo decisivo nella regolazione dell'umore, della motivazione e del desiderio sessuale. La sostituzione con estrogeni sintetici può stabilizzare questi processi neurobiologici e migliorare la reattività emotiva agli stimoli sessuali.

La somministrazione aggiuntiva di progestinici sintetici è generalmente utilizzata nelle donne con utero intatto per bilanciare gli effetti proliferativi degli estrogeni sull'endometrio e ridurre il rischio di iperplasia endometriale incontrollata. I progestinici modulano anche la regolazione ormonale della funzione sessuale, influenzando l'elaborazione centrale dei segnali ormonali e contribuendo a mantenere un equilibrio ormonale stabile.

L'uso terapeutico degli ormoni sintetici in menopausa richiede un'attenta regolazione del dosaggio e la personalizzazione del trattamento in base alla situazione ormonale della paziente. La scelta della forma di dosaggio appropriata dipende da vari fattori, tra cui la stabilità desiderata dei livelli ormonali, la capacità metabolica individuale e la preferenza della paziente riguardo alla forma di applicazione. Le preparazioni transdermiche consentono un assorbimento continuo e una distribuzione uniforme degli ormoni, mentre le preparazioni orali permettono un controllo flessibile dei livelli ormonali, ma sono metabolicamente alterate dal primo passaggio nel fegato.

L'uso a lungo termine di ormoni sintetici per il trattamento dei cambiamenti ormonali in menopausa richiede il monitoraggio continuo dei parametri ormonali e l'aggiustamento individuale della terapia per garantire un equilibrio ottimale tra beneficio terapeutico e tolleranza fisiologica. Una regolazione ormonale mirata può migliorare in modo duraturo la salute sessuale e il benessere generale e avere un effetto positivo sulla qualità della vita delle donne in menopausa.

### 5.2.2 Effetti sulla libido , sulla lubrificazione e sulla salute della vagina

La regolazione ormonale della funzione sessuale nelle donne è in gran parte determinata dalla concentrazione e dall'interazione di estrogeni, progestinici e androgeni. Questi ormoni non solo influenzano la libido e il desiderio sessuale, ma anche la composizione strutturale e funzionale del tratto genitale, la lubrificazione vaginale e la salute generale della vagina. I cambiamenti nell'equilibrio ormonale, dovuti a processi fisiologici come la menopausa o a disturbi patologici, possono avere un impatto sull'esperienza sessuale e sulla funzione vaginale.

La libido è controllata dalla regolazione centrale delle vie di segnalazione ormonale nel cervello, in particolare attraverso la modulazione dei sistemi dopaminergici, serotoninergici e ossitocici . Gli estrogeni e gli androgeni hanno un effetto stimolante sulle reti neuronali responsabili del desiderio e della motivazione sessuale, mentre i progestinici hanno una funzione stabilizzante e modulante. La riduzione della produzione ormonale, come avviene durante la menopausa o gli squilibri ormonali, può portare a una minore sensibilità agli stimoli sessuali, a una riduzione della fantasia sessuale e a una minore disponibilità all'attività sessuale. La sostituzione con ormoni sintetici può influenzare in modo specifico questi effetti, stabilizzando l'attività ormonale nel sistema nervoso centrale e aumentando la reattività agli stimoli sessuali.

Lubrificazione vaginale è un fattore chiave per l'eccitazione sessuale e il piacere soggettivo. È regolata da una complessa interazione di meccanismi ormonali e neurovascolari che controllano l'equilibrio dell'umidità della mucosa vaginale e il flusso sanguigno nel tratto genitale. Gli estrogeni svolgono un ruolo centrale nella regolazione della lubrificazione vaginale, in quanto promuovono la secrezione delle ghiandole mucose e regolano il flusso sanguigno capillare della parete vaginale. Una carenza ormonale può portare a una riduzione della lubrificazione naturale, che si manifesta con secchezza vaginale, ridotta elasticità e maggiore sensibilità all'irritazione meccanica. La sostituzione con estrogeni sintetici può compensare questi cambiamenti stabilizzando la funzione fisiologica della mucosa vaginale e ripristinando la lubrificazione naturale.

La salute della vagina è strettamente legata all'equilibrio ormonale, poiché la composizione e l'integrità dell'epitelio vaginale dipendono dalla regolazione estrogeno-dipendente della proliferazione e della differenziazione cellulare. Gli estrogeni promuovono il mantenimento della mucosa vaginale stimolando la formazione di nuove cellule, mantenendo lo spessore dell'epitelio e regolando il valore fisiologico del pH. Un insufficiente apporto di estrogeni porta all'atrofia dell'epitelio vaginale, rendendo la mucosa più sottile e sensibile e aumentando il rischio di irritazioni, infiammazioni e squilibri microbici. La sostituzione ormonale può migliorare l'integrità strutturale dell'epitelio vaginale, rafforzare la naturale barriera protettiva della mucosa e stabilizzare l'equilibrio microbico dell'ambiente vaginale.

Gli effetti a lungo termine degli ormoni sintetici sulla libido , sulla lubrificazione vaginale e sulla salute vaginale dipendono da vari fattori, tra cui la situazione ormonale individuale, la forma di dosaggio scelta e la durata della sostituzione ormonale. La ricerca scientifica in corso si concentra sull'identificazione dei dosaggi e dei meccanismi d'azione ottimali degli ormoni sintetici per consentire una regolazione mirata della funzione sessuale e della salute vaginale con pochi effetti collaterali.

La sostituzione ormonale mirata è un modo efficace per regolare i cambiamenti ormonali indotti nella libido , nella lubrificazione e nella salute vaginale e per migliorare in modo duraturo il benessere sessuale. L'adattamento individuale della terapia consente un controllo preciso dell'equilibrio ormonale e aiuta a mantenere e stabilizzare le funzioni fisiologiche del tratto genitale femminile.

### 5.2.3   Rischi e benefici della terapia ormonale sostitutiva

La terapia ormonale sostitutiva è un modo efficace per compensare le carenze ormonali e stabilizzare la funzione fisiologica del sistema endocrino. L'apporto mirato di ormoni sintetici può avere numerosi effetti positivi sulla funzione sessuale, sul benessere generale e su vari processi metabolici. Allo stesso tempo, l'uso di questa terapia richiede un'attenta considerazione dei rischi potenziali, poiché la modulazione a lungo termine dei meccanismi di controllo ormonale può avere effetti indesiderati su vari sistemi di organi. I valori ormonali di base individuali, le predisposizioni genetiche e i fattori metabolici influenzano in modo significativo la risposta alla sostituzione ormonale, per cui è necessario un adeguamento preciso della terapia per ottenere gli effetti desiderati e ridurre al minimo i potenziali effetti collaterali
.

Gli effetti positivi della terapia ormonale sostitutiva si manifestano nel ripristino degli equilibri ormonali alterati da carenze ormonali dovute all'età, a patologie o a fattori genetici. La regolazione della funzione sessuale è strettamente legata alla concentrazione di ormoni sessuali, motivo per cui una sostituzione mirata può portare a un miglioramento della libido, dell'eccitazione sessuale e dei processi neurobiologici ormono-dipendenti. Il ripristino dei livelli ormonali fisiologici può anche avere un impatto positivo sulla stabilità emotiva, sulla resilienza psicologica e sulla qualità generale della vita.

Oltre agli effetti sulla funzione sessuale, la terapia ormonale sostitutiva influenza anche diversi processi metabolici e cardiovascolari. La regolazione della densità ossea da parte degli estrogeni contribuisce a ridurre il rischio di osteoporosi e di fratture. Anche la modulazione della sensibilità all'insulina e del metabolismo dei grassi da parte degli ormoni sessuali può avere un effetto preventivo sulle malattie metaboliche. Gli effetti neurobiologici degli ormoni sintetici si manifestano nella stabilizzazione dell'umore, delle prestazioni cognitive e nella regolazione delle reazioni allo stress, spesso associate a squilibri ormonali.

Tuttavia, l'uso di ormoni sintetici può anche essere associato a potenziali rischi che dipendono dalla situazione ormonale individuale, dal dosaggio e dalla durata della terapia. L'assunzione eccessiva o incontrollata di ormoni sintetici può compromettere il feedback fisiologico della regolazione ormonale e portare alla soppressione della produzione ormonale propria dell'organismo. Questo può portare a squilibri ormonali dopo la sospensione della terapia, rendendo più difficile l'adattamento della regolazione ormonale dell'organismo.

La sostituzione ormonale può avere effetti anche sul sistema cardiovascolare, soprattutto se viene utilizzata per periodi di tempo prolungati. La modulazione della coagulazione del sangue, della funzione vascolare e del metabolismo lipidico può avere effetti positivi o negativi, a seconda della situazione iniziale dell'individuo. Mentre alcuni studi suggeriscono un effetto cardioprotettivo di alcune terapie ormonali, altri studi mostrano un aumento del rischio di eventi trombotici, soprattutto con alcune terapie ormonali combinate.

Un altro aspetto importante della sostituzione ormonale è il potenziale impatto sui tessuti ormono-dipendenti. L'esposizione a lungo termine agli ormoni sintetici può portare a un'alterazione della proliferazione dei tipi di cellule ormono-dipendenti, particolarmente importante per quanto riguarda il tessuto mammario e l'endometrio. Le differenze individuali nella sensibilità ormonale richiedono quindi un attento monitoraggio per identificare e minimizzare i potenziali rischi in una fase precoce.

La decisione a favore della terapia ormonale sostitutiva richiede una valutazione individuale del rapporto rischio/beneficio che tenga conto sia dei benefici fisiologici sia dei potenziali rischi. Il monitoraggio continuo dei livelli ormonali, l'aggiustamento individuale del dosaggio e la considerazione dei fattori genetici e metabolici sono essenziali per garantire una terapia efficace con pochi effetti collaterali. I progressi della ricerca farmacologica stanno consentendo lo sviluppo di nuovi preparati ormonali con meccanismi d'azione più mirati che consentono un controllo più preciso dei livelli ormonali e minimizzano i potenziali effetti collaterali . Ulteriori ricerche scientifiche sugli effetti a lungo termine degli ormoni sintetici contribuiranno a ottimizzare ulteriormente la sicurezza e l'efficacia della terapia ormonale sostitutiva e ad ampliare le opzioni terapeutiche nella medicina sessuale.

### 5.3  DHEA come terapia ormonale di sintesi

La sostituzione sintetica con il deidroepiandrosterone è un'altra importante opzione terapeutica per regolare l'equilibrio ormonale, in quanto questo ormone steroideo agisce come precursore per la sintesi di androgeni ed estrogeni. La produzione propria dell'organismo diminuisce continuamente con l'avanzare dell'età, il che può portare a squilibri ormonali che si manifestano con una ridotta eccitazione sessuale, una diminuzione della libido e un'alterata regolazione ormonale del metabolismo. La somministrazione mirata di preparati sintetici consente di ripristinare l'omeostasi ormonale e di modulare le vie di segnalazione biologica importanti per la regolazione della funzione sessuale, delle prestazioni cognitive e della vitalità generale.

L'effetto del deidroepiandrosterone si basa sulla sua funzione di intermedio nella biosintesi degli ormoni sessuali. Può essere convertito enzimaticamente in testosterone o estrogeni nei tessuti periferici, esercitando così indirettamente un effetto ormonomodulante. L'efficienza di questa conversione dipende da fattori genetici individuali, dall'attività enzimatica nei tessuti bersaglio e dalla regolazione ormonale sesso-specifica. La sostituzione con deidroepiandrosterone sintetico può quindi portare a un miglioramento della funzione ormonale sia nell'uomo che nella donna, dove gli effetti specifici sono determinati dalla conversione metabolica e dal legame con i recettori degli ormoni a valle.

Il ruolo del deidroepiandrosterone nella terapia sessuale deriva dalla sua funzione nella regolazione della libido , dell'eccitazione e della sensibilità agli stimoli sessuali. La conversione in androgeni può portare a un aumento della disponibilità di testosterone negli uomini, mentre la sintesi di estrogeni da questo ormone precursore può stabilizzare l'equilibrio ormonale nelle donne. L'effetto neurobiologico si estende alla modulazione delle vie di segnalazione dopaminergiche e serotoninergiche, importanti per la motivazione, la reattività emotiva e la percezione degli stimoli sessuali.

Le proprietà farmacocinetiche delle preparazioni sintetiche di deidroepiandrosterone sono state specificamente ottimizzate per garantire un rilascio stabile e una conversione controllata nei metaboliti attivi. La biodisponibilità di questa sostanza dipende dalla forma di dosaggio , per cui le forme di applicazione orale, transdermica e parenterale presentano profili di assorbimento diversi. Le preparazioni orali sono soggette a un primo passaggio nel fegato, in seguito al quale la loro attività metabolica può variare. Le formulazioni transdermiche consentono un assorbimento continuo nella circolazione sistemica e un rilascio stabile dell'ormone per periodi di tempo più lunghi.

L'uso terapeutico dei preparati sintetici di deidroepiandrosterone richiede un dosaggio preciso e un monitoraggio continuo dei parametri ormonali per garantire un equilibrio ottimale tra efficacia e tollerabilità. Le differenze individuali nel tasso di conversione e nella sensibilità recettoriale rendono necessario un adattamento flessibile della terapia per ottenere gli effetti ormonali desiderati e minimizzare gli effetti collaterali indesiderati .

L'uso a lungo termine del deidroepiandrosterone nella terapia sessuale richiede un'attenta valutazione scientifica, poiché la conversione metabolica in androgeni o estrogeni può avere effetti potenzialmente dose-dipendenti sulla regolazione ormonale, sul metabolismo e sulla risposta dei tessuti. Ulteriori ricerche sui meccanismi molecolari d'azione e sugli effetti clinici dei preparati sintetici di deidroepiandrosterone contribuiranno a ottimizzare le possibilità terapeutiche di questa terapia ormonale e a sviluppare strategie di trattamento mirate per i disturbi sessuali indotti dagli ormoni.

### 5.3.1 Ruolo di ormone precursore degli androgeni e degli estrogeni

La regolazione ormonale nel corpo umano si basa su un'interazione finemente sintonizzata di vari meccanismi di controllo endocrino che sono regolati dalla sintesi, dal rilascio e dalla conversione degli ormoni steroidei . Il deidroepiandrosterone svolge un ruolo centrale in questo sistema come ormone precursore, in quanto serve come sostanza di partenza per la biosintesi di androgeni ed estrogeni. La conversione enzimatica di questo ormone avviene nei tessuti periferici e consente un adattamento flessibile della produzione ormonale alle esigenze fisiologiche. La regolazione di questo processo dipende dal sesso e dall'età, il che significa che il deidroepiandrosterone svolge un ruolo essenziale nell'omeostasi ormonale sia negli uomini che nelle donne.

La conversione del deidroepiandrosterone in androgeni ed estrogeni avviene attraverso una complessa cascata di processi enzimatici che si verificano in vari tessuti. La conversione principale in testosterone o estradiolo avviene principalmente nelle gonadi , nella corteccia surrenale e in alcuni organi bersaglio periferici in cui sono espressi gli enzimi necessari. La regolazione di questa conversione dipende dall'attività di specifici enzimi che controllano il tasso di conversione e influenzano l'equilibrio tra la sintesi di androgeni ed estrogeni.

Negli uomini, il deidroepiandrosterone viene sintetizzato nei testicoli e convertito enzimaticamente in testosterone nei tessuti periferici. In quanto ormone sessuale maschile centrale, il testosterone svolge un ruolo decisivo nella regolazione della libido , della massa muscolare e della densità ossea. La percentuale di sintesi del testosterone dal deidroepiandrosterone varia da individuo a individuo e dipende da fattori genetici, dal punto di partenza ormonale e dall'attività degli enzimi coinvolti nella conversione.

Nelle donne, il deidroepiandrosterone viene convertito principalmente in estrogeni , essenziali per la regolazione del ciclo mestruale, il mantenimento della salute della vagina e il controllo dell'eccitazione sessuale. Nelle ovaie, l'androstenedione prodotto dal deidroepiandrosterone viene convertito dagli enzimi aromatizzanti in estradiolo che, essendo l'estrogeno biologicamente più attivo, si lega a specifici recettori ed esercita il suo effetto sui tessuti.

La funzione del deidroepiandrosterone come ormone precursore consente un controllo adattativo della produzione ormonale in base alle esigenze fisiologiche e specifiche del sesso. Il tasso di conversione di questo ormone è regolato da meccanismi di feedback ormonale che reagiscono alla concentrazione di ormoni sessuali circolanti e consentono un adattamento dinamico ai cambiamenti ormonali.

L'uso terapeutico del deidroepiandrosterone sintetico si basa sulla sua funzione di ormone precursore flessibile in grado di sostenere la produzione endogena di ormoni sessuali in dosi mirate . L'uso di questa sostanza nella terapia sessuale consente di modulare le vie di segnalazione ormonale importanti per la regolazione della libido , dell'eccitazione sessuale e del controllo ormonale del tratto genitale. L'effetto specifico della sostituzione sintetica dipende dalla capacità dell'individuo di convertire l'ormone nei suoi metaboliti attivi, per cui è necessario un preciso aggiustamento del dosaggio e un monitoraggio continuo dei parametri ormonali.

La ricerca sul ruolo del deidroepiandrosterone come ormone precursore degli androgeni e degli estrogeni fornisce nuove conoscenze sulla regolazione flessibile delle vie di segnalazione ormonale e apre prospettive terapeutiche per la modulazione mirata della produzione di ormoni sessuali. Lo sviluppo di strategie farmacologiche specifiche per ottimizzare la conversione del deidroepiandrosterone nei suoi metaboliti attivi può contribuire al miglioramento della terapia ormonale e all'individualizzazione degli approcci terapeutici ormonali nella medicina sessuale.

### 5.3.2   Possibili effetti sulla libido e sull'eccitazione sessuale

La regolazione ormonale della libido e dell'eccitazione sessuale avviene attraverso una complessa interazione di meccanismi nervosi centrali, ormonali e vascolari, modulati da vari ormoni steroidei. La concentrazione e la disponibilità di questi ormoni influenza la sensibilità agli stimoli sessuali, l'elaborazione neuronale delle sensazioni di piacere e le reazioni fisiologiche dell'organismo alla stimolazione sessuale. Gli ormoni sintetici possono essere utilizzati in modo specifico per compensare le carenze ormonali e stabilizzare le vie di segnalazione ormono-dipendenti che sono essenziali per la regolazione dell'eccitazione e del desiderio sessuale.

La libido è ampiamente controllata dall'attività delle vie di segnalazione dopaminergiche, serotoninergiche e ossitociche nel sistema nervoso centrale. Gli ormoni steroidei testosterone , estrogeni e deidroepiandrosterone hanno un effetto modulante su queste reti neuronali e influenzano la percezione, la motivazione e la reattività agli stimoli sessuali. Una produzione ormonale insufficiente può portare a una riduzione della libido, che si manifesta con un minore interesse per le attività sessuali, una ridotta fantasia e un'alterata elaborazione emotiva degli stimoli sessuali. La sostituzione ormonale con preparati sintetici può influenzare in modo specifico questi effetti, stabilizzando l'elaborazione centrale degli stimoli sessuali e aumentando la sensibilità ormonale dei sistemi recettoriali.

L'eccitazione sessuale è controllata da un'interazione coordinata di meccanismi ormonali, neurovascolari e autonomici che regolano il flusso sanguigno ai tessuti genitali, la lubrificazione vaginale e la funzione erettile. Gli estrogeni svolgono un ruolo essenziale nella regolazione della lubrificazione vaginale, promuovendo la secrezione delle ghiandole mucose e stabilizzando la perfusione capillare nel tessuto vaginale. Una diminuzione della concentrazione di estrogeni può portare a una riduzione della sensibilità dell'epitelio vaginale, a una minore lubrificazione e a una maggiore suscettibilità all'irritazione meccanica. La sostituzione con estrogeni sintetici può compensare questi effetti ripristinando i meccanismi fisiologici di regolazione dell'umidità vaginale.

La modulazione dell'eccitazione sessuale da parte degli ormoni sintetici influisce anche sulla regolazione della funzione erettile e del flusso sanguigno clitorideo, che è strettamente legato alla disponibilità di ossido nitrico e alla regolazione ormonale della permeabilità vascolare. Il testosterone ha un effetto stimolante sull'elaborazione neuronale degli stimoli sessuali e influenza la sensibilità dei recettori penieni e clitoridei agli stimoli tattili e visivi. Un'integrazione mirata di testosterone può migliorare la reattività sessuale, soprattutto se lo squilibrio ormonale ha portato a una riduzione della sensibilità e della regolazione vascolare.

Gli effetti individuali degli ormoni sintetici sulla libido e sull'eccitazione sessuale dipendono da vari fattori, tra cui la situazione ormonale iniziale, la disposizione genetica e la sensibilità dei sistemi recettoriali ormonali. L'effetto specifico della terapia ormonale sostitutiva varia quindi in base alla capacità dell'individuo di convertire e utilizzare gli ormoni forniti. La ricerca scientifica in corso sulla regolazione ormonale della funzione sessuale contribuisce a sviluppare strategie terapeutiche mirate per ottimizzare la libido e l'eccitabilità sessuale e ad approfondire gli effetti a lungo termine degli ormoni sintetici sulla salute sessuale.

L'uso di ormoni sintetici nella terapia sessuale apre nuove possibilità per la regolazione mirata dei cambiamenti ormonali indotti nella libido e nell'eccitazione sessuale. L'adattamento individuale della terapia ormonale può compensare i deficit fisiologici, stabilizzare l'equilibrio ormonale e migliorare in modo duraturo la funzione sessuale.

## 5.4 Terapia ormonale per persone transgender

La transizione ormonale è anche una componente centrale del supporto medico per le persone transgender e serve ad armonizzare le caratteristiche sessuali secondarie con l'identità di genere. L'uso mirato di ormoni sintetici consente di modificare l'equilibrio ormonale e porta a cambiamenti fisiologici che influenzano l'aspetto esteriore, la composizione corporea e la funzione sessuale. La terapia ormonale è un intervento endocrino complesso che viene adattato individualmente per ottenere l'allineamento di genere più armonioso possibile, riducendo al minimo gli effetti indesiderati.

La terapia ormonale per le donne transgender si basa sulla somministrazione di estrogeni sintetici in combinazione con sostanze che sopprimono l'effetto degli androgeni propri dell'organismo . L'apporto di estrogeni determina un effetto femminilizzante, che si manifesta con la ridistribuzione del grasso corporeo, la riduzione dei peli, lo sviluppo del tessuto mammario e un cambiamento nella struttura della pelle. Allo stesso tempo, l'effetto del testosterone viene inibito dalla somministrazione di sostanze che sopprimono la sintesi di questo ormone o ne bloccano il legame con i recettori degli androgeni. I cambiamenti nella regolazione ormonale influenzano la libido , l'eccitazione sessuale e la reattività agli stimoli sessuali; gli effetti individuali dipendono dalla sensibilità dei recettori ormonali e dalla disposizione genetica. La terapia ormonale viene regolata gradualmente per garantire una modifica graduale dei segnali ormonali e per stabilizzare i meccanismi di feedback fisiologici.

Negli uomini transgender la terapia ormonale consiste nella sostituzione con testosterone sintetico , che promuove lo sviluppo dei caratteri sessuali secondari maschili e allo stesso tempo inibisce la funzione ciclica delle ovaie. L'aumento della concentrazione di testosterone porta a una modifica della composizione corporea, aumentando la massa muscolare, mascolinizzando la distribuzione del grasso e aumentando la peluria. La modifica ormonale influenza la funzione sessuale aumentando la libido , alterando la sensibilità agli stimoli sessuali e modulando l'elaborazione neuronale degli stimoli sessuali. La dose di testosterone

viene regolata tenendo conto dei valori ormonali di base individuali e della reattività biologica alla sostituzione ormonale.

L'uso a lungo termine di ormoni sintetici in individui transgender
richiede un monitoraggio continuo dei parametri ormonali per
garantire un equilibrio ottimale tra gli effetti desiderati e la tolleranza fisiologica. La regolazione delle vie di segnalazione ormonale influenza diversi sistemi di organi, tra cui il sistema cardiovascolare, il metabolismo osseo e la regolazione neurobiologica
dell'umore. Un attento controllo della sostituzione ormonale è
essenziale per mantenere un'omeostasi ormonale stabile e ottimizzare la tollerabilità a lungo termine della terapia.

La ricerca sulla terapia ormonale per le persone transgender si
sta concentrando sempre più sullo sviluppo di nuovi preparati
ormonali sintetici che consentono un controllo più preciso delle
vie di segnalazione ormonale e riducono al minimo gli effetti collaterali della terapia ormonale a lungo termine. L'ulteriore sviluppo di strategie di trattamento individualizzate sta contribuendo a migliorare l'assistenza medica alle persone transgender e
a consentire un adattamento ormonale mirato alle esigenze individuali. La ricerca scientifica in corso sulla transizione ormonale
apre nuove prospettive per una terapia ormonale ottimizzata e
personalizzata che supporti il cambiamento di genere e migliori
in modo sostenibile la qualità della vita delle persone transgender.

### 5.4.1 Testosterone per uomini trans: effetti sulla libido e sul com-
portamento sessuale

La sostituzione ormonale con testosterone è una misura centrale nell'armonizzazione sessuale degli uomini trans e comporta
cambiamenti nella regolazione fisica, emotiva e sessuale. Gli effetti sulla libido e sul comportamento sessuale sono complessi
e derivano dall'effetto diretto dell'ormone sul sistema nervoso

centrale, dal controllo ormonale dell'eccitabilità sessuale e dalla modulazione della sensibilità fisica agli stimoli sessuali. La risposta individuale alla terapia con testosterone varia a seconda di fattori genetici, ormonali e psicologici, per cui la regolazione del dosaggio e la gestione a lungo termine dell'equilibrio ormonale sono essenziali per ottenere gli effetti desiderati e promuovere la salute sessuale.

Il testosterone svolge un ruolo chiave nella regolazione della libido influenzando le reti neuronali responsabili del desiderio, della motivazione e dell'eccitazione sessuale. In molti casi, il cambiamento ormonale in corso di sostituzione del testosterone porta a un aumento significativo dell'interesse sessuale e a una maggiore percezione degli stimoli sessuali. Le vie di segnalazione dopaminergiche, fondamentali per il controllo della libido nel sistema di ricompensa del cervello, sono modulate dal testosterone, il che può portare a un aumento della motivazione all'interazione sessuale e a un'alterata capacità di rispondere agli stimoli erotici. La velocità e l'intensità di questi cambiamenti variano da individuo a individuo, poiché la sensibilità dei sistemi recettoriali dipende dalla precedente linea di base ormonale e dalla durata dell'esposizione al testosterone.

La sostituzione ormonale influenza anche i meccanismi fisiologici dell'eccitabilità sessuale, controllando i processi vascolari e neuronali responsabili del flusso sanguigno genitale, della sensibilità dei tessuti e dell'intensità delle risposte sessuali. L'aumento della concentrazione di testosterone può modificare la sensibilità agli stimoli tattili nell'area genitale e portare a un'eccitazione più rapida e intensa. Allo stesso tempo, la percezione soggettiva degli stimoli sessuali può cambiare nel corso della terapia con testosterone , il che è accompagnato da un cambiamento nell'elaborazione degli stimoli erotici nel sistema nervoso centrale.

Anche il cambiamento della composizione corporea dovuto al testosterone contribuisce a modificare il comportamento sessuale, in quanto l'aumento della massa muscolare, la riduzione del grasso sottocutaneo e lo sviluppo dei caratteri sessuali secondari maschili influenzano l'immagine corporea e l'identità sessuale. L'adattamento ormonale può migliorare la percezione della propria sessualità e rafforzare la fiducia nel proprio corpo, con effetti positivi sull'esperienza sessuale e sull'intimità nelle relazioni interpersonali.

L'effetto a lungo termine del testosterone sul comportamento sessuale dipende dalla regolazione ormonale dell'individuo e dall'integrazione psicologica dei cambiamenti fisici. Mentre alcuni uomini trans riferiscono una libido persistentemente elevata e un maggiore interesse sessuale, l'intensità della libido può stabilizzarsi nel corso della terapia, una volta che l'organismo si è adattato ai cambiamenti ormonali. La sensibilità ormonale e l'elaborazione individuale degli stimoli sessuali rimangono fattori dinamici, influenzati dalla concentrazione di testosterone, dai processi neurobiologici e dalle esperienze personali.

La ricerca sugli effetti del testosterone sul comportamento sessuale degli uomini trans fornisce nuove conoscenze sul controllo ormonale della libido e sull'elaborazione neuronale degli stimoli sessuali. L'ulteriore sviluppo scientifico degli approcci terapeutici ormonali aiuta a tenere maggiormente conto delle esigenze individuali degli uomini trans nelle cure mediche e ad adattare in modo specifico la sostituzione ormonale alle esigenze fisiologiche e psicologiche.

### 5.4.2 Estrogeni e antiandrogeni per le donne trans: Cambiamenti nella funzione sessuale

Gli estrogeni e gli antiandrogeni svolgono un ruolo centrale nella terapia ormonale per le donne trans e determinano profondi cambiamenti nella funzione sessuale che comprendono sia la dimensione fisiologica che quella psicologica. L'obiettivo della terapia ormonale per le donne trans è ridurre le caratteristiche sessuali secondarie maschili e promuovere lo sviluppo di caratteristiche fisiche femminili, al fine di armonizzare l'aspetto fisico e l'identità di genere. Ciò include cambiamenti nella funzione sessuale, nella libido e nell'eccitabilità sessuale, che sono influenzati dalla modulazione mirata dei livelli ormonali. In questo contesto, gli estrogeni e gli antiandrogeni vengono utilizzati per sopprimere l'effetto del testosterone e allo stesso tempo promuovere l'effetto degli ormoni sessuali femminili. Questi cambiamenti ormonali portano a un complesso adattamento del corpo e dell'esperienza sessuale, che può variare notevolmente da persona a persona.

Gli estrogeni sono ormoni sessuali femminili prodotti principalmente nelle ovaie ma vengono somministrati sinteticamente nella terapia ormonale per le donne trans. Hanno una varietà di effetti fisiologici che comprendono non solo lo sviluppo dei caratteri sessuali secondari femminili, come la crescita del seno, la ridistribuzione del grasso corporeo e la riduzione della massa muscolare, ma hanno anche profondi effetti sulla funzione sessuale. Gli estrogeni influenzano la libido , l'eccitazione sessuale e l'esperienza emotiva della sessualità . Nelle terapie per le donne trans, gli estrogeni sintetici, come l'estradiolo, sono spesso utilizzati per ottenere un effetto femminilizzante e allo stesso tempo sopprimere il testosterone proprio dell'organismo . Questo cambiamento ormonale influenza l'esperienza sessuale e può modificare sia l'intensità che la qualità delle sensazioni sessuali.

Un aspetto centrale dell'effetto degli estrogeni nelle donne trans riguarda il cambiamento della libido . Gli studi dimostrano che nella maggior parte delle donne trans si osserva un calo del desiderio sessuale dopo l'inizio della terapia estrogenica. Questo effetto è dovuto alla riduzione dei livelli di testosterone, poiché il testosterone svolge un ruolo centrale nella regolazione della libido, soprattutto negli uomini biologici. La soppressione del testosterone in combinazione con l'aumento dei livelli di estrogeni determina spesso una significativa riduzione della motivazione sessuale e della frequenza delle fantasie sessuali. Tuttavia, va notato che il cambiamento della libido può variare notevolmente da individuo a individuo e non tutte le donne trans sperimentano un calo del desiderio sessuale. Alcune riferiscono addirittura un aumento dell'intimità emotiva e un'alterazione della qualità dell'esperienza sessuale, dovuta alla complessa interazione tra cambiamenti ormonali e fattori psicologici.

Inoltre, gli estrogeni influenzano l'eccitazione sessuale e le reazioni fisiologiche durante la stimolazione sessuale. Nelle donne trans, la terapia estrogenica spesso porta a una riduzione delle erezioni spontanee e a una minore fermezza dell'erezione durante l'eccitazione sessuale. Ciò è dovuto alla ridotta attività della muscolatura liscia del tessuto erettile del pene, causata dalla riduzione dei livelli di testosterone e dall'influenza degli estrogeni sulla regolazione vascolare. La riduzione della funzione erettile può portare a un cambiamento nelle pratiche sessuali e nell'immagine di sé per alcune donne trans, mentre per altre è un gradito allineamento con il proprio genere percepito. È importante sottolineare che l'eccitazione sessuale non necessariamente diminuisce, ma cambia di qualità. Molte donne trans riferiscono una maggiore sensibilità della pelle e delle zone erogene, nonché un'esperienza emotiva più intensa dell'attività sessuale, attribuita agli effetti nervosi centrali degli estrogeni.

Un'altra influenza significativa degli estrogeni sulla funzione sessuale si riscontra nella capacità di raggiungere l'orgasmo e nel tipo di orgasmo provato. È stato osservato che le donne trans spesso riferiscono un'alterazione della percezione e dell'intensità dell'orgasmo dopo l'inizio della terapia estrogenica. Mentre le contrazioni fisiche durante l'orgasmo rimangono le stesse, la sensazione è spesso descritta come meno esplosiva ma più intensa dal punto di vista emotivo. Questo cambiamento nella percezione dell'orgasmo è attribuito agli effetti neuroendocrini degli estrogeni, che influenzano la segnalazione di neurotrasmettitori come la dopamina e la serotonina nel sistema nervoso centrale, modulando così l'esperienza soggettiva dell'eccitazione sessuale e dell'orgasmo.

Gli antiandrogeni sono utilizzati nella terapia ormonale per le donne trans per bloccare l'effetto del testosterone o per inibirne la produzione nei testicoli . Agiscono come antagonisti dei recettori degli androgeni o come inibitori della produzione di testosterone e portano a una riduzione significativa dei livelli di testosterone circolante. Gli antiandrogeni più comuni nella terapia delle donne trans sono il ciproterone acetato e lo spironolattone, che sopprimono l'effetto del testosterone con meccanismi diversi. Il ciproterone acetato blocca direttamente i recettori degli androgeni e contemporaneamente inibisce la produzione di testosterone nei testicoli, mentre lo spironolattone agisce come antagonista competitivo del recettore degli androgeni e inibisce la conversione del testosterone nella sua forma attiva diidrotestosterone. Il blocco dei recettori degli androgeni e l'abbassamento dei livelli di testosterone comportano una riduzione dei caratteri sessuali secondari maschili, una diminuzione della libido e un'alterazione dell'eccitazione sessuale. Questi cambiamenti ormonali contribuiscono in modo decisivo all'adattamento dell'organismo al genere percepito, ma influenzano anche la funzione e l'esperienza sessuale.

La combinazione di estrogeni e antiandrogeni porta a un cambiamento ormonale completo che non solo femminilizza le caratteristiche fisiche, ma modifica anche in modo permanente l'esperienza sessuale e la dimensione emotiva della sessualità . I cambiamenti nella funzione sessuale possono essere percepiti in modo molto diverso dalle donne trans, a seconda dei fattori psicosociali individuali, della durata della terapia ormonale e delle aspettative personali sulla riassegnazione di genere. Mentre alcune donne trans vivono la riduzione del desiderio sessuale e il cambiamento dell'eccitabilità sessuale come una restrizione, altre vivono questi cambiamenti come un adattamento positivo alla loro identità di genere e come un sollievo dalla disforia di genere.

L'effetto degli estrogeni e degli antiandrogeni sulla funzione sessuale nelle donne trans illustra la complessa interazione tra equilibrio ormonale, neurobiologia e identità psicosessuale. Un'assistenza personalizzata, empatica e interdisciplinare è quindi essenziale per sostenere le donne trans nella loro salute e benessere sessuale e per identificare e trattare precocemente eventuali disfunzioni sessuali.

### 5.4.3 Effetti a lungo termine e domande aperte

Gli effetti a lungo termine degli ormoni sintetici sulla funzione sessuale, sull'omeostasi ormonale e su vari processi fisiologici sono oggetto di un'intensa ricerca scientifica. Mentre gli effetti immediati della terapia ormonale sostitutiva sulla libido , sull'eccitabilità sessuale e sulla regolazione dei processi ormono-dipendenti sono ben documentati, rimangono ancora aperte le domande sugli effetti a lungo termine sul sistema endocrino, sul metabolismo, sul rischio cardiovascolare e sulla regolazione neurobiologica della sessualità . Le differenze individuali nella risposta agli ormoni sintetici, la variabilità genetica dei recettori ormonali e le influenze epigenetiche sulla regolazione ormonale rendono difficile prevedere gli effetti a lungo termine, per cui sono necessari un monitoraggio scientifico continuo e l'adattamento della terapia.

Gli effetti a lungo termine degli ormoni sintetici sulla funzione sessuale riguardano sia la stabilità dell'equilibrio ormonale sia i meccanismi di adattamento dei sistemi recettoriali all'apporto ormonale esogeno. La regolazione della libido e dell'eccitazione sessuale è un processo dinamico determinato dall'interazione tra segnali ormonali e reti neuronali. La sostituzione ormonale a lungo termine può portare a un cambiamento nella sensibilità dei recettori ormonali , che può alterare la capacità dell'organismo di rispondere agli stimoli sessuali nel corso della terapia. L'aggiustamento individuale del dosaggio e il monitoraggio dei parametri ormonali sono fondamentali, al fine di ridurre al minimo gli effetti indesiderati sulla funzione sessuale e sul benessere generale.

Gli effetti degli ormoni sintetici sul sistema cardiovascolare sono un'area chiave della ricerca, poiché la modulazione ormonale può avere un impatto sulla funzione vascolare, sulla pressione sanguigna e sul profilo lipidico. Mentre alcuni studi indicano un effetto cardioprotettivo di alcune terapie ormonali sostitutive, altri studi mostrano un potenziale aumento del rischio di eventi trombotici o disfunzioni vascolari, soprattutto con l'uso a lungo termine di livelli ormonali elevati. La distinzione tra effetti cardiovascolari positivi e negativi richiede un'ulteriore analisi dei fattori di rischio individuali e un controllo preciso della sostituzione ormonale, al fine di ottimizzare l'equilibrio tra beneficio terapeutico e possibili effetti collaterali .

Un'altra area chiave della ricerca riguarda gli effetti a lungo termine degli ormoni sintetici sul sistema neurobiologico. Gli ormoni modulano l'attività di vari sistemi neurotrasmettitoriali che sono essenziali per il controllo dell'umore, delle prestazioni cognitive e della percezione degli stimoli sessuali. L'influenza a lungo termine degli ormoni sintetici su questi processi può potenzialmente innescare effetti neuroadattativi, che possono manifestarsi in un'alterata sensibilità agli stimoli ormonali o in una modulazione della plasticità neuronale. I meccanismi esatti di queste interazioni sono ancora poco conosciuti, quindi la ricerca futura richiederà un'analisi dettagliata degli effetti neuroormonali della terapia ormonale a lungo termine.

L'uso a lungo termine di ormoni sintetici richiede anche ulteriori indagini sugli effetti metabolici, in particolare per quanto riguarda la regolazione del metabolismo dell'insulina, la distribuzione del grasso e la salute delle ossa. Il controllo ormonale del bilancio energetico è un sistema complesso che può essere influenzato nella sua regolazione naturale dalla somministrazione a lungo termine di ormoni esogeni. L'adattamento alle variazioni dei livelli ormonali avviene attraverso meccanismi epigenetici e genetici che influenzano l'equilibrio metabolico a lungo termine e l'adattamento fisiologico ai cambiamenti ormonali.

Le questioni di ricerca aperte sull'effetto a lungo termine degli ormoni sintetici riguardano anche le differenze interindividuali nella sensibilità ormonale, modulate da polimorfismi genetici, fattori ambientali e precedenti esperienze ormonali. Lo sviluppo di approcci terapeutici ormonali personalizzati basati sulla sensibilità individuale ai recettori ormonali, sulla linea di base metabolica e sulla regolazione epigenetica rappresenta una sfida futura per la medicina sessuale. L'identificazione di biomarcatori specifici per la reattività ormonale potrebbe aiutare a sviluppare strategie terapeutiche mirate che consentano di adattare la sostituzione ormonale in modo più preciso alle esigenze individuali.

La ricerca scientifica continua sugli effetti a lungo termine degli ormoni sintetici è essenziale per migliorare ulteriormente la sicurezza e l'efficacia della sostituzione ormonale e per riconoscere tempestivamente i potenziali rischi. L'analisi differenziata degli effetti ormonali a lungo termine, che tenga conto di fattori genetici, epigenetici e metabolici, contribuirà ad ampliare le opzioni terapeutiche nella medicina sessuale e a consentire una terapia ormonale mirata e personalizzata che sostenga sia la salute sessuale che il benessere generale a lungo termine.

# 6. Alternative non ormonali e terapie combinate

## 6.1 Alternative farmacologiche (inibitori della PDE-5, agonisti della dopamina, antagonisti dei recettori della neurochinina-3)

Oltre alla tradizionale terapia ormonale sostitutiva, il trattamento dei disturbi sessuali di origine ormonale può essere integrato o, in alcuni casi, completamente sostituito da approcci farmacologici non ormonali. Lo sviluppo di alternative farmacologiche mira a modulare specifiche vie di segnalazione coinvolte nel controllo dell'eccitazione sessuale, della libido e della regolazione vascolare senza interferire direttamente con l'equilibrio ormonale dell'organismo. Queste sostanze mirano a varie interfacce neurobiologiche, vascolari o ormonali per migliorare la funzione sessuale e trattare i sintomi individuali in modo mirato.

L'inibizione della fosfodiesterasi-5 è una delle strategie non ormonali più consolidate per il trattamento delle disfunzioni sessuali. L'inibizione farmacologica di questo enzima porta a un potenziamento della cascata di segnalazione che rilassa la muscolatura liscia dei vasi sanguigni e consente un migliore flusso sanguigno ai tessuti genitali. Questo intervento farmacologico si è dimostrato particolarmente efficace nel trattamento della disfunzione erettile, in quanto ottimizza la risposta vascolare alla stimolazione sessuale e migliora la capacità di mantenere l'erezione. L'effetto di queste sostanze dipende dalla funzione intatta della via di segnalazione dell'ossido nitrico endoteliale, di importanza centrale per la regolazione della permeabilità vascolare e dell'eccitabilità sessuale.

La modulazione dopaminergica svolge un ruolo centrale nel controllo della libido e della motivazione sessuale. Gli agonisti della dopamina, che agiscono direttamente su specifici recettori della dopamina nel sistema nervoso centrale, possono aumentare l'eccitazione e il desiderio sessuale incrementando l'attività del sistema di ricompensa nel cervello. Questa strategia farmacologica si è dimostrata particolarmente efficace nei pazienti con ridotta attività dopaminergica, come può accadere in alcune malattie neurodegenerative o squilibri ormonali. L'attivazione mirata di questi recettori può portare a un miglioramento della percezione degli stimoli sessuali, a un aumento della motivazione sessuale e a una maggiore eccitazione.

La modulazione del recettore della neurochinina-3 è una strategia farmacologica più recente, che si concentra sulla regolazione delle vie di segnalazione ormonale nell'ipotalamo . Questi recettori svolgono un ruolo cruciale nel controllo dei sistemi di feedback ormonale che regolano il rilascio dei fattori di controllo ormonale, che a loro volta influenzano la produzione di testosterone ed estrogeni. Il blocco di questi recettori può portare a un cambiamento nelle cascate di segnalazione ormonale che influenzano positivamente la funzione e il desiderio sessuale. Questo intervento farmacologico è ancora in fase di sperimentazione scientifica, ma si rivela promettente per il trattamento della disfunzione sessuale ormonale, in particolare nei pazienti con bassi livelli di ormoni sessuali che non possono o non vogliono essere trattati principalmente con la terapia ormonale sostitutiva.

La terapia combinata di strategie ormonali e non ormonali può essere utile in alcuni casi per affrontare i diversi meccanismi fisiologici coinvolti nella regolazione della funzione sessuale. La modulazione mirata delle vie di segnalazione ormonale in combinazione con sostanze farmacologiche che influenzano i processi vascolari o neurobiologici può consentire un trattamento ottimizzato che stabilizzi l'equilibrio ormonale e sostenga l'eccitabilità e il desiderio sessuale a livello nervoso centrale.

La scelta della forma di terapia appropriata dipende dalla situazione ormonale individuale, dai meccanismi fisiologici alla base del disturbo sessuale, nonché dalle preferenze personali e dallo stato di salute generale del paziente. La ricerca scientifica in corso in questo campo sta contribuendo a sviluppare nuovi approcci farmacologici non ormonali e a ottimizzare ulteriormente le opzioni terapeutiche esistenti, al fine di consentire un trattamento mirato e personalizzato dei disturbi sessuali ormonali.

## 6.2 Psicoterapia e terapia comportamentale a supporto delle terapie ormonali

Il trattamento dei disturbi sessuali ormonali richiede un approccio completo e interdisciplinare che non tenga conto solo della regolazione fisiologica dei livelli ormonali, ma che includa anche i complessi fattori psicologici e comportamentali che influenzano l'esperienza sessuale, l'elaborazione emotiva dei cambiamenti ormonali e l'adattamento individuale a questi cambiamenti. La sessualità è un fenomeno a più livelli, modulato in larga misura da processi cognitivi, emotivi e sociali che interagiscono con le influenze ormonali. Una considerazione isolata del livello ormonale è quindi insufficiente per una comprensione e un trattamento completi dei complessi meccanismi della disfunzione sessuale. Una terapia interdisciplinare che integri approcci ormonali, psicoterapeutici e comportamentali offre a la possibilità di affrontare in modo olistico le cause e gli effetti multifattoriali delle disfunzioni sessuali ormonali, migliorando così in modo duraturo la qualità di vita delle persone colpite.

Gli squilibri ormonali possono avere diversi effetti sull'esperienza e sul comportamento sessuale, in quanto gli ormoni non solo influenzano l'eccitazione fisica e la libido , ma influiscono anche sulle reti neuronali centrali responsabili delle emozioni, della motivazione e dell'elaborazione della ricompensa. Il controllo ormonale della libido, dell'eccitazione sessuale e del comportamento sessuale avviene attraverso una complessa interazione di neurotrasmettitori che vengono modulati nel sistema nervoso centrale. Questi processi nervosi centrali sono influenzati da schemi cognitivi, emotivi e di apprendimento che sono modellati in larga misura dalle esperienze individuali, dalle norme culturali e dalle relazioni sociali. I cambiamenti nell'equilibrio ormonale possono quindi avere effetti di vasta portata sull'immagine di sé, sull'identità sessuale e sulla percezione emotiva degli stimoli sessuali. La terapia olistica dovrebbe tenere conto di queste interazioni e affrontare in modo specifico i processi di adattamento psicologico associati ai cambiamenti ormonali.

Il supporto psicoterapeutico alle terapie ormonali può contribuire in modo decisivo a facilitare i processi di adattamento psicologico, ad abbattere le barriere individuali nella percezione sessuale e a migliorare il benessere soggettivo. In particolare, le terapie ormonali che provocano profondi cambiamenti nel corpo e nell'esperienza sessuale, come la transizione di genere delle persone transgender o il trattamento dei disturbi della libido e dell'eccitazione indotti dagli ormoni, possono portare a insicurezze emotive, conflitti di identità e alterazioni dei modelli relazionali. Il supporto psicoterapeutico consente una riflessione strutturata su questi processi e offre strategie per integrare i cambiamenti ormonali nell'immagine di sé e nell'esperienza interpersonale dell'individuo. La promozione dell'accettazione di sé e lo sviluppo di un'immagine corporea positiva sono di particolare importanza, poiché i cambiamenti ormonali sono spesso accompagnati da un cambiamento dell'immagine corporea e da una ridefinizione della propria identità sessuale.

Gli interventi psicoterapeutici devono essere adattati individualmente alle esigenze e alle esperienze specifiche della persona interessata e tenere conto del suo contesto psicosociale e delle sue circostanze personali. Una comunicazione aperta e non giudicante è particolarmente importante, in quanto consente di affrontare ed elaborare i sentimenti di vergogna o di colpa legati alle disfunzioni sessuali. La terapia psicodinamica può aiutare a risolvere i conflitti inconsci e i blocchi emotivi che influenzano l'esperienza sessuale, mentre la terapia cognitivo-comportamentale mira a identificare e modificare gli schemi di pensiero negativi e le convinzioni disfunzionali che compromettono l'eccitazione e il piacere sessuale. In questo contesto, svolge un ruolo importante anche la terapia sessuale , che mira specificamente a migliorare la comunicazione sessuale, l'intimità nella coppia e la soddisfazione sessuale.

La terapia comportamentale offre approcci strutturati per modificare i modelli di pensiero sfavorevoli e promuovere esperienze sessuali positive. Può essere utilizzata in modo specifico per trattare le disfunzioni sessuali che sono esacerbate o mantenute da squilibri ormonali. L'interazione tra i cambiamenti ormonali e i modelli di risposta sessuale appresi può portare a certe paure, inibizioni o distorsioni cognitive che hanno un impatto negativo sull'esperienza sessuale. Per esempio, la disfunzione erettile indotta dagli ormoni o la mancanza di libido possono portare ad aspettative negative e alla paura del fallimento sessuale, generando un circolo vizioso di comportamenti di evitamento e una crescente insoddisfazione sessuale. La terapia cognitivo-comportamentale affronta questi schemi di pensiero e aiuta a mettere in discussione le aspettative irrealistiche, a identificare e modificare i pensieri autosvalutanti e a promuovere attivamente esperienze sessuali positive. Vengono inoltre utilizzate tecniche di rilassamento ed esercizi di mindfulness per intensificare la percezione degli stimoli sessuali e aumentare l'eccitazione emotiva.

Una particolare area di applicazione del supporto psicoterapeutico alle terapie ormonali riguarda la transizione di genere delle persone transgender che cercano di armonizzare le loro caratteristiche fisiche con la loro identità di genere attraverso un trattamento ormonale. I cambiamenti fisici e psicologici associati a questo trattamento richiedono spesso un intenso esame della propria identità, della percezione del corpo e dell'espressione sessuale. I cambiamenti ormonali, come quelli che si verificano con l'assunzione di estrogeni e antiandrogeni nelle donne trans o di testosterone negli uomini trans, non riguardano solo l'aspetto fisico, ma anche l'esperienza sessuale, la libido e l'elaborazione emotiva della sessualità . Il supporto psicoterapeutico può aiutare ad accompagnare questo processo, a chiarire i conflitti emotivi, a promuovere l'accettazione di sé e a facilitare l'integrazione sociale dell'identità di genere.

La combinazione di terapia ormonale e approcci psicoterapeutici può essere particolarmente utile per le persone che sperimentano fluttuazioni emotive, cambiamenti d'umore o insicurezze cognitive dovute ai cambiamenti ormonali. La regolazione ormonale del sistema nervoso centrale influenza l'attività dei sistemi neurotrasmettitoriali che sono essenziali per la stabilità emotiva e la percezione degli stimoli sessuali. Il supporto psicoterapeutico può aiutare a percepire consapevolmente questi cambiamenti, a elaborarli in modo appropriato e a sviluppare strategie di coping adattive per stabilizzare la salute psicologica e sessuale a lungo termine.

In sintesi, l'integrazione di interventi psicoterapeutici e comportamentali nella terapia ormonale apre nuove prospettive per il trattamento olistico dei disturbi sessuali ormonali. Questo approccio interdisciplinare consente di adattare la terapia alle complesse interazioni tra ormoni, psiche e comportamento e contribuisce in modo decisivo a migliorare la soddisfazione sessuale, la stabilità emotiva e il benessere generale delle persone colpite a lungo termine.

### 6.3  Interventi sullo stile di vita per promuovere la funzione sessuale

L'uso di ormoni senza indicazione medica come prodotto per lo stile di vita è una tendenza in crescita che è diventata sempre più importante negli ultimi decenni e solleva profonde questioni etiche, mediche e sociali. Sebbene gli ormoni siano stati tradizionalmente utilizzati per trattare specifici disturbi endocrini o per alleviare disturbi legati agli ormoni, come la terapia ormonale sostitutiva durante la menopausa, i contraccettivi ormonali o il trattamento dell'ipogonadismo , il loro uso viene sempre più spesso preso in considerazione anche da individui sani per ottimizzare alcune funzioni corporee, aumentare le prestazioni o migliorare il benessere. Questa tendenza riflette un cambiamento nella consapevolezza del corpo e della salute, sempre più orientata verso l'individualizzazione, l'auto-ottimizzazione e un'immagine idealizzata di giovinezza e vitalità.

Un'area chiave di applicazione degli ormoni come prodotto per lo stile di vita riguarda l'uso del testosterone negli uomini e nelle donne per aumentare le prestazioni fisiche, la libido e i livelli generali di energia. Nella medicina anti-invecchiamento e, in particolare, nella scena del fitness e del bodybuilding, il testosterone viene sempre più utilizzato come mezzo per promuovere la crescita muscolare, la perdita di grasso e il miglioramento della resistenza fisica. A basse dosi, il testosterone viene utilizzato anche per aumentare il desiderio sessuale e migliorare l'umore. Queste applicazioni si basano sul presupposto che un livello più elevato di testosterone porti a un miglioramento delle prestazioni fisiche e mentali e rallenti il processo di invecchiamento. Tuttavia, va notato che un apporto esogeno di testosterone può portare a uno squilibrio dell'equilibrio ormonale in individui sani e può essere associato a significativi effetti collaterali come acne, perdita di capelli, aggressività, riduzione della produzione endogena di testosterone e aumento del rischio di malattie cardiovascolari. È inoltre dimostrato che l'uso a lungo termine di testosterone può aumentare il rischio di ingrossamento della prostata e di cancro alla prostata.

Un'altra applicazione popolare degli ormoni come prodotto per lo stile di vita è l'uso degli ormoni della crescita , in particolare della somatropina, per promuovere la costruzione muscolare, la perdita di grasso e l'aumento della forma fisica. Gli ormoni della crescita sono spesso commercializzati come agenti anti-invecchiamento, in quanto si dice che promuovano la rigenerazione cellulare e la crescita muscolare e stimolino la perdita di grasso. Si dice anche che abbiano un effetto positivo sull'elasticità della pelle e riducano le rughe, il che li rende particolarmente popolari nel settore della bellezza e del benessere. In pratica, tuttavia, gli ormoni della crescita sono spesso utilizzati anche da atleti agonisti e culturisti per massimizzare le prestazioni fisiche e la crescita muscolare. Questo uso è di solito illegale e al di fuori del controllo medico, il che comporta notevoli rischi per la salute. Gli effetti collaterali noti dell'uso a lungo termine degli ormoni della crescita includono acromegalia, malattie cardiovascolari, insulino-resistenza e un aumento del rischio di sviluppare il diabete mellito. Inoltre, l'eccessiva stimolazione della crescita cellulare può aumentare il rischio di sviluppare tumori.

Negli ultimi anni è aumentato anche l'uso di estrogeni e progesterone come prodotti per lo stile di vita, in particolare nella medicina anti-invecchiamento e nella cosiddetta scena del "biohacking". Questi ormoni sono spesso utilizzati per migliorare l'elasticità della pelle, ritardarne l'invecchiamento e aumentare l'attrattiva sessuale. In alcuni casi, vengono utilizzati anche per stabilizzare l'umore e aumentare il benessere generale. In pratica, gli estrogeni e il progesterone vengono spesso utilizzati sotto forma di creme, gel o cerotti, che hanno lo scopo di garantire un rilascio continuo degli ormoni. Tuttavia, questa applicazione comporta anche notevoli rischi, in quanto l'uso a lungo termine di estrogeni può aumentare il rischio di cancro al seno, cancro all'utero, ictus e trombosi. Inoltre, gli estrogeni e il progesterone possono avere effetti sul sistema nervoso centrale e aumentare gli sbalzi d'umore, la depressione e l'ansia.

Un altro esempio di utilizzo degli ormoni come prodotto per lo stile di vita è l'uso della melatonina per migliorare il sonno e regolare il ritmo giorno-notte. La melatonina viene spesso commercializzata come aiuto naturale al sonno e utilizzata per combattere il jet lag o i disturbi del sonno. A basse dosi, la melatonina è considerata relativamente sicura e è spesso venduta come integratore alimentare senza prescrizione medica.

Tuttavia, va notato che un'assunzione prolungata e incontrollata di melatonina può portare a un'alterazione del ritmo giorno-notte dell'organismo e compromettere la produzione endogena di melatonina. Inoltre, la melatonina può influenzare anche altri sistemi ormonali e causare effetti collaterali come mal di testa, vertigini, sbalzi d'umore e squilibri ormonali.

L'uso crescente degli ormoni come prodotto di stile di vita solleva anche questioni etiche e sociali, in particolare in relazione all'immagine della bellezza e del corpo, all'auto-ottimizzazione e all'influenza dell'industria farmaceutica sulla comprensione della salute e del benessere. In una società che idealizza la giovinezza, la vitalità e le prestazioni, vi è una crescente pressione sugli individui affinché si conformino a questi standard di bellezza e di prestazione. La possibilità di ottimizzare le caratteristiche fisiche, l'attrattiva sessuale e le prestazioni attraverso l'uso di ormoni porta a una medicalizzazione del corpo e a un'attenuazione del confine tra terapia medica e ottimizzazione dello stile di vita. Inoltre, ci si chiede se l'uso di ormoni per aumentare le prestazioni e l'attrattiva sia in linea con i principi etici, in particolare per quanto riguarda i possibili rischi per la salute a lungo termine e gli effetti sulla comprensione sociale e culturale del corpo e dell'identità.

La regolazione della funzione sessuale non è determinata esclusivamente da processi ormonali, ma è il risultato di una complessa interazione di fattori fisiologici, psicologici e comportamentali. Oltre alla terapia ormonale sostitutiva, interventi mirati sullo stile di vita possono svolgere un ruolo decisivo nell'ottimizzazione della salute sessuale, sostenendo sia l'equilibrio ormonale sia i meccanismi vascolari, neurologici e psicologici coinvolti nel controllo della libido , dell'eccitazione sessuale e della soddisfazione sessuale.

L'alimentazione ha un'influenza diretta sulla regolazione ormonale, sulla salute cardiovascolare e sull'elaborazione neurobiologica degli stimoli sessuali. Alcuni nutrienti possono influenzare la produzione e la disponibilità di ormoni sessuali sostenendo la sintesi di ormoni precursori, modulando l'attività dei recettori o regolando la conversione enzimatica delle sostanze ormonali nell'organismo. Un apporto equilibrato di acidi grassi essenziali, di alcuni aminoacidi e di micronutrienti come lo zinco, il magnesio e la vitamina D può contribuire a stabilizzare le vie di segnalazione ormonale e a promuovere i processi fisiologici necessari alla regolazione dell'eccitazione sessuale e della libido .

L'attività fisica influenza la funzione sessuale attraverso diversi meccanismi, tra cui il miglioramento del flusso sanguigno agli organi genitali, la regolazione dei circuiti di controllo ormonale e la stimolazione delle vie di segnalazione nervosa centrale, essenziali per la percezione degli stimoli sessuali. L'attività fisica regolare porta a un aumento del rilascio di ossido nitrico, che modula la permeabilità vascolare e quindi migliora il flusso sanguigno ai tessuti genitali. L'attività fisica ha anche un effetto diretto sull'equilibrio ormonale, influenzando il rilascio di testosterone , estrogeni e altri ormoni steroidei coinvolti nella regolazione della libido e dell'eccitazione sessuale.

La salute mentale è un fattore decisivo nella regolazione della funzione sessuale, poiché lo stress, i disturbi d'ansia e gli stati d'animo depressivi possono modulare le vie di segnalazione ormonale e alterare la percezione degli stimoli sessuali . Lo stress cronico può portare a un rilascio eccessivo di ormoni dello stress, che inibiscono il rilascio di fattori di controllo ormonale e quindi influenzano negativamente i livelli di testosterone ed estrogeni. Misure di riduzione dello stress come il training di mindfulness, la meditazione e le tecniche di rilassamento mirate possono aiutare a stabilizzare l'equilibrio ormonale e a ottimizzare la percezione degli stimoli sessuali.

La qualità del sonno ha anche un'influenza diretta sulla regolazione ormonale, poiché molti ormoni sessuali sono rilasciati secondo ritmi circadiani e la loro produzione dipende dalla durata e dalla qualità del sonno. Un ritmo sonno-veglia disturbato può portare a un ridotto rilascio di testosterone ed estrogeni, che può compromettere la libido e l'eccitazione sessuale. Un'ottimizzazione mirata dell'igiene del sonno può quindi essere una misura di supporto per stabilizzare la regolazione ormonale e migliorare la funzione sessuale.

L'integrazione a lungo termine di interventi mirati sullo stile di vita può sostenere l'efficacia delle terapie ormonali e migliorare in modo duraturo il benessere generale e la salute sessuale. La ricerca scientifica su questo approccio interdisciplinare mostra risultati promettenti in termini di ottimizzazione delle vie di segnalazione ormonale, miglioramento della funzione vascolare e stabilizzazione dei processi neurobiologici essenziali per la percezione e l'elaborazione degli stimoli sessuali. La combinazione mirata di terapia ormonale e misure comportamentali offre quindi un modo efficace per promuovere la salute sessuale a più livelli, tenendo conto in modo ottimale delle esigenze individuali dei pazienti.

## 7. Rischi e questioni etiche della terapia ormonale sintetica

### 7.1 Effetti collaterali e rischi a lungo termine degli ormoni sintetici

L'uso di ormoni sintetici per regolare la funzione sessuale offre numerose opzioni terapeutiche, ma richiede un'attenta considerazione dei potenziali rischi ed effetti collaterali . La somministrazione a lungo termine di sostanze ormonali può avere effetti fisiologici diretti sul sistema endocrino, nonché effetti secondari sul metabolismo, sul sistema cardiovascolare e sulla regolazione neurobiologica. Le differenze individuali nella sensibilità ormonale, la predisposizione genetica e le interazioni con altri processi fisiologici rendono necessaria una visione differenziata dei potenziali effetti collaterali e dei rischi a lungo termine.

Il feedback ormonale tra il sistema nervoso centrale e gli organi periferici che producono ormoni è influenzato dalla fornitura esogena di ormoni sintetici. Una sostituzione prolungata può portare all'inibizione della produzione ormonale dell'organismo, poiché il controllo fisiologico degli assi ormonali reagisce agli ormoni forniti dall'esterno. Questa soppressione della produzione ormonale endogena può portare a uno squilibrio ormonale temporaneo o a lungo termine dopo la sospensione della terapia, che può influire sulla funzione sessuale, sulla stabilità emotiva e sulle prestazioni fisiche generali.

Gli effetti degli ormoni sintetici sul sistema cardiovascolare sono un aspetto fondamentale dei rischi a lungo termine delle terapie ormonali. Alcune sostanze ormonali possono influenzare la regolazione della pressione sanguigna, la funzione vascolare e la tendenza alla coagulazione, aumentando il rischio di eventi trombotici o di complicazioni vascolari. Mentre alcuni studi suggeriscono che alcuni ormoni sintetici hanno effetti protettivi sulla funzione vascolare, altri studi mostrano un potenziale aumento del rischio di alterazioni arteriosclerotiche e di malattie cardiovascolari, in particolare con l'uso a lungo termine o in presenza di fattori di rischio individuali.

L'influenza a lungo termine sull'equilibrio ormonale può avere un impatto anche sulla regolazione neurobiologica. Gli ormoni modulano l'attività dei sistemi neurotrasmettitoriali che sono essenziali per la regolazione dell'umore, delle reazioni allo stress e dei processi cognitivi. La sostituzione ormonale a lungo termine può innescare processi neuroadattativi che alterano la sensibilità dei sistemi recettoriali e potenzialmente portano a un'alterazione dell'elaborazione emotiva e della percezione degli stimoli sessuali. Gli effetti neurobiologici a lungo termine degli ormoni sintetici non sono ancora del tutto noti, pertanto sono necessarie ulteriori ricerche scientifiche per caratterizzare meglio i potenziali rischi per la salute cognitiva ed emotiva.

I rischi metabolici a lungo termine degli ormoni sintetici riguardano in particolare la regolazione del metabolismo dell'insulina, la distribuzione del grasso e la salute delle ossa. Il controllo ormonale del metabolismo energetico è un processo molto complesso che può essere influenzato dalla somministrazione a lungo termine di ormoni esogeni. I potenziali effetti sulla regolazione dei livelli di glucosio nel sangue, sui profili lipidici e sulla densità ossea devono essere considerati su base individuale per ridurre al minimo i potenziali rischi metabolici a lungo termine.

Le questioni etiche relative all'uso di ormoni sintetici riguardano sia la responsabilità medica sia i processi decisionali individuali dei pazienti. La ponderazione dei potenziali benefici terapeutici rispetto ai possibili rischi a lungo termine richiede informazioni mediche complete e un'analisi differenziata delle condizioni di salute individuali. L'autonomia dei pazienti nel decidere a favore o contro la sostituzione ormonale deve essere preservata, mentre allo stesso tempo la ricerca scientifica continua a comprendere gli effetti a lungo termine degli ormoni sintetici e a sviluppare ulteriormente strategie terapeutiche che garantiscano un equilibrio ottimale tra benefici e rischi.

L'analisi scientifica continua dei rischi a lungo termine degli ormoni sintetici è essenziale per consentire una valutazione fondata della sicurezza a lungo termine di queste terapie. L'indagine differenziata degli effetti fisiologici, cardiovascolari, neurobiologici e metabolici contribuisce a ottimizzare ulteriormente l'uso basato su prove di efficacia degli ormoni sintetici nella terapia sessuale e a identificare precocemente i potenziali rischi. Il continuo sviluppo di approcci alla terapia ormonale che tengano conto delle sensibilità individuali e delle disposizioni genetiche contribuirà a migliorare ulteriormente la sicurezza e l'efficacia di questa forma di trattamento e consentirà un'applicazione più precisa e personalizzata degli ormoni sintetici.

## 7.2 Controversie sull'uso degli ormoni sintetici

L'uso di ormoni sintetici nella terapia sessuale è oggetto di dibattiti scientifici, medici e sociali riguardanti la sicurezza, l'efficacia a lungo termine e le implicazioni etiche di questa forma di trattamento. La questione centrale di queste controversie riguarda il rapporto tra benefici terapeutici e rischi potenziali, nonché gli effetti degli ormoni sintetici sulla regolazione ormonale a lungo termine, sulla salute sessuale e sulla stabilità fisica e psicologica generale. La valutazione differenziata di questi aspetti è essenziale per consentire una decisione fondata sull'uso delle terapie ormonali sostitutive e per ottimizzare ulteriormente l'adattamento individuale della terapia alle esigenze specifiche del paziente.

Il dibattito scientifico sugli ormoni sintetici si concentra in particolare sugli effetti a lungo termine di queste sostanze sul sistema endocrino. Sebbene numerosi studi abbiano dimostrato l'efficacia delle terapie ormonali sostitutive per il trattamento dei disturbi sessuali indotti dagli ormoni, permangono incertezze sulla modulazione a lungo termine delle vie di segnalazione ormonale e sui potenziali effetti sui meccanismi di feedback ormonale dell'organismo. La regolazione ormonale è un sistema altamente complesso che può essere influenzato nel suo controllo naturale dal continuo apporto esterno di ormoni sintetici, il che sottolinea la necessità di un dosaggio preciso e di un monitoraggio regolare dei parametri ormonali.

Le controversie sociali ed etiche riguardano in particolare l'uso di ormoni sintetici per influenzare la funzione sessuale nei casi in cui non vi sia una chiara indicazione medica. Il confine tra l'uso terapeutico e l'uso cosmetico o per migliorare le prestazioni degli ormoni non è sempre chiaramente definito, il che solleva questioni etiche relative alla legittimità e alla libertà di scelta individuale.

La discussione sull'uso di ormoni sintetici nel contesto della transizione di genere delle persone transgender è un altro aspetto controverso di questo argomento. La necessità medica dell'allineamento ormonale è scientificamente riconosciuta, ma ci sono ancora dibattiti sociali e politici sull'accesso alle terapie ormonali, sui criteri legati all'età per iniziare tale trattamento e sugli effetti a lungo termine sulla salute fisica e mentale delle persone interessate. I processi decisionali individuali richiedono una consulenza medica differenziata per garantire una progettazione terapeutica responsabile e informata che tenga conto delle esigenze individuali e delle condizioni quadro mediche ed etiche.

I potenziali rischi cardiovascolari, metabolici e neurobiologici degli ormoni sintetici sono un altro punto centrale del dibattito scientifico. Mentre alcuni studi forniscono prove di effetti protettivi di alcune terapie ormonali sostitutive, altri studi mostrano potenziali rischi a lungo termine, in particolare per quanto riguarda gli eventi trombotici, la disregolazione metabolica e la formazione di tumori ormono-dipendenti. L'eterogeneità metodologica degli studi condotti finora rende difficile una valutazione standardizzata dei rischi, il che sottolinea la necessità di ulteriori studi scientifici per consentire una valutazione più precisa della sicurezza a lungo termine degli ormoni sintetici.

L'industria farmaceutica svolge un ruolo significativo nello sviluppo e nella commercializzazione degli ormoni sintetici, che viene spesso considerato in modo critico nel dibattito pubblico. Gli interessi economici dei produttori e la potenziale influenza sulle linee guida mediche e sulle pratiche di prescrizione fanno parte del dibattito sulla responsabilità etica nell'uso delle terapie ormonali sostitutive. La necessità di una ricerca scientifica indipendente e di un processo decisionale medico basato sull'evidenza è essenziale per separare l'uso terapeutico degli ormoni sintetici dagli interessi commerciali e per valutare la sicurezza e l'efficacia di questa forma di trattamento su base oggettiva.

L'ulteriore sviluppo degli ormoni sintetici apre nuove possibilità terapeutiche, ma richiede un esame critico delle conseguenze a lungo termine e delle implicazioni etiche di questi trattamenti. Una ricerca scientifica continua, una considerazione differenziata degli aspetti individuali e sociali e un processo decisionale medico basato sull'evidenza sono essenziali per utilizzare il potenziale degli ormoni sintetici in modo responsabile e per garantire un uso sicuro ed efficace di questa forma di trattamento nella terapia sessuale .

## 7.3  Implicazioni etiche mediche

L'uso di ormoni sintetici nella terapia sessuale solleva questioni centrali di etica medica che riguardano la tensione tra necessità terapeutica, autodeterminazione individuale e norme sociali. La regolazione ormonale della funzione sessuale non è solo un processo biologico, ma anche una questione delicata legata ad aspetti di identità personale, credenze culturali e linee guida mediche. La distinzione tra un'indicazione medica chiaramente definita e un'applicazione per aumentare le prestazioni sessuali o per ottimizzare il benessere in generale non è sempre chiara, per cui è necessaria una discussione etica differenziata sui principi della responsabilità medica.

L'autodeterminazione del paziente è un principio etico centrale in medicina e riguarda il diritto di prendere decisioni informate sul proprio corpo e sulla propria assistenza sanitaria. La decisione individuale a favore o contro la terapia ormonale sostitutiva richiede informazioni complete sui rischi potenziali, sui benefici attesi e sulle conseguenze a lungo termine. La responsabilità medica è quella di fornire una consulenza basata su prove di efficacia che rispetti i desideri e le esigenze personali della paziente, ma che allo stesso tempo si basi su risultati scientificamente validi. La sfida consiste nel distinguere tra un intervento terapeutico giustificato e una medicina desiderata che non si basa principalmente sul trattamento di un danno alla salute, ma sull'ottimizzazione dei processi fisiologici.

La distinzione tra un'indicazione medica e un'applicazione nel senso dell'ottimizzazione dello stile di vita è un aspetto centrale della discussione etica. Mentre la sostituzione ormonale è considerata giustificata dal punto di vista medico in caso di squilibri ormonali, disturbi endocrini o nel contesto della transizione sessuale, sono in aumento le richieste di regolazione ormonale per aumentare la libido , per migliorare le prestazioni fisiche o per ritardare i cambiamenti ormonali legati all'età. La questione etica della misura in cui le risorse mediche dovrebbero essere utilizzate per migliorare i processi biologici naturali riguarda non solo il livello individuale, ma anche l'impatto sociale della normalizzazione degli interventi ormonali senza una chiara necessità medica.

La discussione sul confine tra terapia e ottimizzazione si riflette anche nella valutazione dei rischi a lungo termine degli ormoni sintetici. Mentre la terapia ormonale indicata dal medico mira a compensare i deficit di salute e a stabilizzare la funzione sessuale, gli interventi a lungo termine sull'equilibrio ormonale senza necessità medica possono avere conseguenze inaspettate che non sono state ancora studiate a fondo. La responsabilità etica consiste nel collocare l'uso degli ormoni sintetici all'interno di un quadro che protegga la salute a lungo termine dei pazienti, nel rispetto della loro autonomia.

Un altro aspetto etico riguarda la dimensione sociale della terapia ormonale. L'uso di ormoni sintetici per migliorare la funzione sessuale o per ritardare i processi di invecchiamento ormonale può portare ad aspettative sociali che aumentano la pressione per l'ottimizzazione individuale. La questione della misura in cui le misure mediche dovrebbero contribuire all'adattamento alle norme sociali in materia di attrattività o prestazioni sessuali riguarda i principi etici fondamentali della medicina, che si concentrano sulla conservazione dell'autonomia e sulla prevenzione dei rischi per la salute.

L'ulteriore sviluppo degli ormoni sintetici e la crescente disponibilità di terapie ormonali sollevano quindi questioni fondamentali sulla missione medica e sui limiti dell'auto-ottimizzazione. L'etica medica deve affrontare la questione di come le terapie ormonali sostitutive possano essere utilizzate in modo responsabile, tenendo conto sia dei benefici terapeutici sia delle esigenze individuali, senza mettere a rischio l'integrità medica o la sicurezza sanitaria dei pazienti.

Il dibattito scientifico ed etico su questi temi diventerà sempre più importante nei prossimi anni, poiché la modulazione ormonale della funzione sessuale continua a fare progressi e ad aprire nuove possibilità terapeutiche. Il compromesso tra indicazione medica e auto-ottimizzazione individuale richiede una riflessione continua sui fondamenti etici, scientifici e sociali della terapia ormonale, al fine di garantire un uso responsabile e basato su prove di efficacia degli ormoni sintetici nella medicina sessuale.

### 7.4  Aspetti economici e sociali della terapia ormonale

L'uso di ormoni sintetici nella terapia sessuale non è solo una questione medica, ma anche economica e sociale che solleva numerose questioni etiche, sociali e di politica sanitaria.

Le strutture economiche dell'industria farmaceutica, l'analisi costi-benefici dei trattamenti ormonali e la percezione sociale della sessualità e delle prestazioni influenzano la diffusione e l'accettazione delle terapie ormonali sostitutive. La crescente disponibilità di ormoni sintetici e l'ampliamento delle indicazioni mediche contribuiscono al fatto che i trattamenti ormonali non sono più limitati a condizioni chiaramente patologiche, ma stanno penetrando anche in aree di auto-ottimizzazione e di prevenzione dell'età.

La dimensione economica della terapia ormonale riguarda in particolare il ruolo dell'industria farmaceutica, lo sviluppo e la commercializzazione di nuovi preparati ormonali e il finanziamento di questi trattamenti da parte dei sistemi sanitari e delle compagnie di assicurazione private. La sostituzione ormonale rappresenta un mercato significativo, in quanto è richiesta sia in ambito medico sia, in misura crescente, nell'ambito della medicina dello stile di vita. Lo sviluppo di nuovi ormoni sintetici richiede investimenti significativi nella ricerca e negli studi clinici, mentre la commercializzazione è spesso caratterizzata da interessi strategici e attività di marketing. L'indipendenza scientifica della ricerca sulla terapia ormonale è essenziale per garantire che le decisioni mediche siano basate su risultati oggettivi e non su interessi commerciali.

Il costo della terapia ormonale è un altro aspetto chiave del dibattito economico. Mentre alcuni trattamenti ormonali sono considerati necessari dal punto di vista medico e sono coperti dalle assicurazioni sanitarie pubbliche o private, altri trattamenti rimangono al di fuori dei sistemi di rimborso e devono essere finanziati dal paziente. Questo porta a una distribuzione diseguale dell'accesso ai trattamenti ormonali, soprattutto se non vengono utilizzati principalmente a scopo terapeutico, ma preventivo o di miglioramento delle prestazioni. La questione della misura in cui le terapie ormonali debbano essere considerate come cure di base o come un servizio aggiuntivo individualizzato rimane una sfida per la regolamentazione della politica sanitaria.

Le implicazioni sociali della terapia ormonale riguardano la percezione e la gestione della salute sessuale, i processi di invecchiamento e le norme ormonali. La crescente disponibilità di ormoni sintetici sta cambiando la comprensione della sessualità e della regolazione ormonale, aprendo la possibilità di influenzare e ottimizzare in modo specifico i processi biologici. Ciò comporta un cambiamento nelle aspettative sociali, in particolare per quanto riguarda le prestazioni sessuali, l'attrattiva e l'equilibrio ormonale in età avanzata. La normalizzazione degli interventi ormonali può aumentare la pressione sociale sugli individui affinché mantengano determinate norme ormonali o ricorrano a cure mediche per soddisfare le aspettative sociali di salute e vitalità.

Il dibattito etico sul ruolo sociale della terapia ormonale comprende anche la questione della misura in cui i trattamenti ormonali debbano essere considerati come una misura medica legittima o come espressione di una tendenza sociale all'auto-ottimizzazione. Sebbene le terapie ormonali siano una necessità medica essenziale in alcuni casi, vi è una crescente richiesta di interventi ormonali per aumentare la libido , per migliorare le prestazioni fisiche o per ritardare i cambiamenti legati all'età. Questo sviluppo solleva domande sui limiti della medicina e se l'influenza ormonale sulla sessualità debba essere considerata come parte della variazione naturale o come un fattore controllabile dal punto di vista medico.

Le differenze globali nella disponibilità e nella regolamentazione delle terapie ormonali dimostrano che l'accettazione sociale e le linee guida mediche variano notevolmente. Mentre in alcuni Paesi gli ormoni sintetici sono ampiamente utilizzati e apertamente pubblicizzati come mezzo per migliorare le prestazioni o prevenire l'invecchiamento, in altre regioni esistono normative severe che consentono il trattamento ormonale solo per indicazioni mediche chiaramente definite. Queste differenze riflettono non solo le decisioni di politica sanitaria, ma anche la percezione culturale del genere, della sessualità e della responsabilità medica.

Gli aspetti economici e sociali della terapia ormonale illustrano la complessità di questa forma di trattamento, che va ben oltre il contesto medico. La crescente integrazione degli ormoni sintetici nella terapia sessuale e nell'assistenza sanitaria generale richiede un esame differenziato degli incentivi economici, delle aspettative sociali e delle questioni etiche associate alla modulazione mirata dei processi ormonali. La ricerca scientifica, la regolamentazione delle politiche sanitarie e la riflessione sociale su questi sviluppi sono essenziali per garantire un approccio responsabile e informato ai trattamenti ormonali, che tenga conto sia delle esigenze individuali sia degli effetti sociali e sanitari a lungo termine.

# 8. Ricerca attuale e prospettive future

## 8.1 Nuovi sviluppi nella terapia ormonale

La ricerca scientifica in corso sugli ormoni sintetici nella terapia sessuale svolge un ruolo fondamentale nell'ottimizzazione degli approci terapeutici esistenti e nello sviluppo di nuove strategie terapeutiche. I progressi della biochimica, dell'endocrinologia e della medicina personalizzata hanno permesso di rendere le terapie ormonali sempre più precise e mirate, con conseguente miglioramento dell'efficacia e riduzione al minimo dei potenziali effetti collaterali . La crescente consapevolezza che le disfunzioni sessuali hanno cause multifattoriali che includono componenti ormonali, neurobiologiche, psicologiche e sociali ha portato a un cambiamento di paradigma nella terapia sessuale. Invece di un trattamento puramente sintomatico, l'attenzione si è spostata sulla regolazione mirata dei processi ormonali per affrontare i meccanismi fisiologici sottostanti e ottenere un miglioramento sostenibile della salute sessuale.

Un campo di ricerca centrale è lo sviluppo di sostanze attive innovative che intervengono nelle vie di segnalazione ormonale in modo più mirato, consentendo così la modulazione selettiva dei processi ormonali. A differenza degli ormoni convenzionali, che hanno un effetto ampio su vari tessuti e sistemi recettoriali, le sostanze di nuova concezione si concentrano sul controllo selettivo di specifici recettori e vie di segnalazione. Questi modulatori ormonali selettivi hanno il potenziale per aumentare l'efficacia terapeutica e allo stesso tempo ridurre gli effetti collaterali indesiderati . Un esempio promettente è rappresentato dai modulatori selettivi dei recettori estrogenici, che hanno come bersaglio specifici recettori estrogenici per ottenere effetti positivi sulla funzione sessuale senza provocare gli effetti negativi sul tessuto mammario o uterino che possono essere associati alla terapia estrogenica sistemica. Analogamente, sono in fase di sviluppo modulatori selettivi del recettore degli androgeni per fornire un miglioramento mirato della motivazione sessuale e dell'eccitazione fisica senza causare gli effetti collaterali della terapia sistemica con testosterone, come l'acne o la perdita di capelli.

La ricerca sui modulatori ormonali selettivi si sta concentrando sempre più sullo sviluppo di sostanze attive che non solo mirano a recettori specifici ma modulano anche in modo differenziato la trasmissione del segnale all'interno delle cellule. Il concetto di "agonisti e antagonisti recettoriali selettivi" viene perseguito in questo ambito, che consente di controllare in modo specifico l'attivazione o l'inibizione delle vie di segnalazione, ottenendo così una regolazione più precisa dei processi ormonali. Questa strategia innovativa si basa sulla comprensione dei meccanismi molecolari alla base dell'attivazione dei recettori e sfrutta le differenze strutturali dei recettori nei diversi tessuti per ottenere un effetto mirato. Un esempio è rappresentato dai derivati modificati del testosterone che agiscono specificamente sui recettori del sistema nervoso centrale, aumentando così la libido e il desiderio sessuale senza influire sulla massa muscolare o sulle caratteristiche sessuali secondarie.

Oltre allo sviluppo di nuovi principi attivi, la ricerca si sta concentrando anche sul miglioramento delle forme di applicazione degli ormoni sintetici. Sebbene le preparazioni orali e transdermiche siano già ampiamente utilizzate, studi recenti dimostrano che queste forme di applicazione possono spesso portare a livelli ormonali fluttuanti e quindi a un'efficacia incostante. Per garantire un rilascio più stabile degli ormoni e ottimizzare la biodisponibilità, si sta lavorando intensamente su forme di dosaggio innovative che consentano un rilascio continuo e costante di sostanze ormonali. Si tratta di impianti che garantiscono un rilascio controllato di ormoni per diversi mesi e di sistemi di trasporto basati sulle nanotecnologie che consentono il rilascio mirato di principi attivi in tessuti specifici. Queste nanoparticelle sono progettate in modo da legarsi a cellule specifiche e da esercitare il loro effetto in loco, ottenendo così un elevato livello di efficacia con minori effetti collaterali sistemici .

Un altro concetto innovativo è lo sviluppo di sistemi di microdosaggio ormonale che consentono un controllo particolarmente preciso del dosaggio ormonale, garantendo così una terapia personalizzata. Questi sistemi utilizzano tecnologie microfluidiche per rilasciare gli ormoni in modo continuo e uniforme in dosi minime, ottenendo così una concentrazione ormonale più stabile nel sangue. Questo dosaggio preciso è particolarmente importante nel trattamento dei disturbi sessuali ormonali, poiché la funzione sessuale è estremamente sensibile alle più piccole variazioni dei livelli ormonali. Il microdosaggio consente un adattamento preciso alle esigenze individuali dei pazienti ed evita gli effetti collaterali indesiderati che possono essere associati a un sovradosaggio o a un sottodosaggio.

Un altro progresso significativo nella ricerca sugli ormoni sintetici nella terapia sessuale è la crescente integrazione dei fattori genetici ed epigenetici nella pianificazione del trattamento. La consapevolezza che le differenze genetiche individuali influenzano la sensibilità alle sostanze ormonali, il tasso metabolico degli ormoni sintetici e l'attività dei recettori individuali ha portato allo sviluppo di approcci terapeutici personalizzati. Le moderne procedure diagnostiche genetiche permettono di determinare con precisione la situazione ormonale iniziale e le predisposizioni genetiche, consentendo di adattare in modo mirato la terapia alle esigenze specifiche dei pazienti. Le analisi genetiche vengono utilizzate per identificare le variazioni genetiche nei recettori ormonali e negli enzimi coinvolti nella metabolizzazione degli ormoni. Questi dati genetici vengono combinati con le informazioni cliniche e le misurazioni ormonali per sviluppare una terapia su misura che ottimizzi sia l'efficacia che la sicurezza del trattamento ormonale.

Un altro sviluppo promettente nella ricerca sugli ormoni sintetici è la terapia di combinazione , che combina i trattamenti ormonali con altri approcci farmacologici o comportamentali. La consapevolezza che le disfunzioni sessuali sono spesso causate da interazioni complesse tra fattori ormonali, neurobiologici e psicologici ha portato a un approccio terapeutico integrativo che collega la regolazione ormonale con altri meccanismi di controllo fisiologico. L'attenzione è rivolta in particolare alla ricerca sull'interazione tra ormoni e neurotrasmettitori, responsabili dell'eccitazione sessuale, della sensazione di piacere e dell'elaborazione emotiva degli stimoli sessuali. Combinando gli agenti ormonali con sostanze neurofarmacologiche che agiscono specificamente sui neurotrasmettitori dopamina , serotonina e ossitocina , è possibile ottenere effetti sinergici e aumentare in modo significativo l'efficacia della terapia sessuale .

In sintesi, è chiaro che il futuro della terapia ormonale sessuale sarà caratterizzato da un approccio interdisciplinare che integra le scoperte di endocrinologia, neuroscienze, farmacologia e genetica. Lo sviluppo di principi attivi innovativi, il miglioramento delle forme di applicazione e l'integrazione dei fattori genetici nella pianificazione della terapia aprono nuove prospettive per una terapia ormonale altamente individualizzata ed efficace.
.

## 8.2 Terapia ormonale individualizzata basata su marcatori genetici ed epigenetici

L'ulteriore sviluppo della terapia ormonale si basa sempre più sui principi della medicina personalizzata, che mira ad adattare il trattamento alle caratteristiche genetiche ed epigenetiche individuali del paziente. La terapia ormonale tradizionale segue spesso protocolli di dosaggio standardizzati che si basano su valori medi e non tengono sufficientemente conto delle variazioni individuali della sensibilità ormonale e del metabolismo delle sostanze somministrate. I progressi della ricerca genetica ed epigenetica consentono di riconoscere meglio queste differenze interindividuali e di integrarle in modo mirato nella progettazione della terapia.

La regolazione genetica della funzione ormonale influenza la sintesi, il trasporto, il legame con i recettori e la degradazione degli ormoni sintetici nell'organismo. Polimorfismi nei geni responsabili della produzione dei recettori ormonali , degli enzimi di biosintesi degli steroidi o delle proteine di trasporto possono far sì che i pazienti rispondano in modo diverso al trattamento ormonale. Alcune variazioni genetiche possono alterare la sensibilità al testosterone , agli estrogeni o ad altri ormoni sessuali e influenzare l'efficacia o meno della terapia ormonale. L'analisi di questi marcatori genetici può aiutare a determinare il dosaggio ottimale per il singolo paziente, al fine di consentire il trattamento più efficace con il minor numero possibile di effetti collaterali.

La regolazione epigenetica delle vie di segnalazione ormonale è un altro fattore determinante della sensibilità ormonale individuale. Le modificazioni epigenetiche influenzano l'espressione genica senza alterare direttamente la sequenza del DNA e possono essere modulate da fattori ambientali, dallo stile di vita e da una precedente esposizione ormonale. La metilazione, le modifiche degli istoni e le molecole di RNA non codificanti svolgono un ruolo cruciale nel controllo dell'attività dei recettori ormonali e nella regolazione dei meccanismi di feedback ormonale. L'analisi di questi marcatori epigenetici offre la possibilità di identificare modelli individuali di regolazione ormonale e di adattare la terapia a specifiche firme epigenetiche.

La terapia ormonale individualizzata basata su marcatori genetici ed epigenetici apre nuove prospettive per un trattamento più preciso e mirato dei disturbi sessuali indotti dagli ormoni. La determinazione dei profili genetici individuali consente di selezionare in modo differenziato gli ormoni sintetici che si adattano in modo ottimale alla capacità metabolica e alla sensibilità recettoriale del paziente. L'integrazione dei marcatori epigenetici permette di prevedere con maggiore precisione gli effetti a lungo termine delle terapie ormonali e può contribuire a ridurre al minimo gli effetti collaterali definendo il dosaggio e la durata del trattamento più adatti alle singole persone.

I progressi della diagnostica molecolare e lo sviluppo di tecnologie di analisi innovative hanno ampliato notevolmente le possibilità di una terapia ormonale personalizzata. Il sequenziamento ad alto rendimento, la spettrometria di massa e gli algoritmi bioinformatici consentono una caratterizzazione sempre più dettagliata dei singoli marcatori genetici ed epigenetici rilevanti per la regolazione ormonale. La combinazione di queste procedure diagnostiche con le moderne strategie farmacogenetiche apre nuove strade per lo sviluppo di terapie ormonali personalizzate che tengano conto delle esigenze fisiologiche specifiche di ogni singolo paziente.

Ulteriori ricerche in quest'area contribuiranno a comprendere ancora meglio i meccanismi di regolazione genetica ed epigenetica della funzione ormonale e a perfezionare ulteriormente gli approcci terapeutici personalizzati . La sfida a lungo termine consiste nell'integrare queste scoperte nella pratica clinica e nell'individualizzare il trattamento ormonale in modo da massimizzare l'efficacia terapeutica e minimizzare i potenziali rischi a lungo termine. La crescente disponibilità di diagnostica genetica ed epigenetica consentirà di affermare la terapia ormonale personalizzata come standard nella medicina sessuale, creando così le basi per un trattamento più preciso, meno soggetto a effetti collaterali e più efficace dei disturbi sessuali ormonali.

## 8.3 Forme di dosaggio innovative e biodisponibilità ottimizzata degli ormoni di sintesi

Il continuo sviluppo degli ormoni sintetici nella terapia sessuale comporta non solo il miglioramento dei principi attivi stessi, ma anche l'ottimizzazione delle forme di dosaggio e della biodisponibilità. Il metodo di applicazione ha un'influenza decisiva sulla stabilità della concentrazione ormonale nell'organismo, sull'effetto sui recettori bersaglio e sul profilo degli effetti collaterali del trattamento ormonale. La ricerca farmacologica si sta concentrando sempre più su metodi di somministrazione innovativi che consentono un controllo più preciso dei livelli ormonali, aggirano il passaggio iniziale attraverso il fegato e garantiscono un rilascio più mirato del principio attivo nei tessuti interessati.

La classica somministrazione orale di ormoni sintetici è ancora una delle forme di somministrazione più utilizzate, ma è associata a sfide farmacocinetiche. L'assorbimento attraverso il tratto gastrointestinale e la successiva metabolizzazione nel fegato possono portare a notevoli fluttuazioni nella biodisponibilità, il che significa che la concentrazione di ormoni nel sangue non rimane costante. Lo sviluppo di nuove formulazioni a rilascio prolungato o modulato mira a mantenere i livelli ormonali più stabili e a consentire un effetto più costante nel corso della giornata.

L'applicazione transdermica di ormoni sintetici si è affermata come alternativa alla somministrazione orale, in quanto consente un assorbimento continuo attraverso la pelle, bypassando così il primo passaggio epatico. Cerotti, gel e spray transdermici offrono un rilascio controllato di ormoni per diverse ore o giorni e riducono al minimo le fluttuazioni della concentrazione ormonale. I progressi della nanotecnologia stanno consentendo lo sviluppo di nuovi sistemi di somministrazione transdermica che migliorano la penetrazione attraverso la pelle e consentono un controllo ancora più mirato dell'assorbimento degli ormoni.

La somministrazione parenterale di ormoni sintetici sotto forma di iniezioni o impianti è un altro modo per garantire concentrazioni ormonali stabili per lunghi periodi di tempo. L'iniezione intramuscolare o sottocutanea dei preparati depot consente un rilascio ritardato dell'ormone nell'arco di settimane o mesi, che assicura un'efficacia costante senza assunzione giornaliera. Gli impianti, che vengono inseriti sotto la pelle e rilasciano una dose costante di ormone per un periodo di tempo definito, offrono una soluzione a lungo termine per i pazienti che preferiscono una terapia continua senza applicazione quotidiana.

Lo sviluppo di sistemi di trasporto microparticolati e liposomiali rappresenta uno degli approcci più innovativi per migliorare la biodisponibilità degli ormoni sintetici. Incapsulando le sostanze ormonali in nanoparticelle o liposomi, è possibile aumentare la stabilità dei principi attivi e migliorare il loro assorbimento mirato in tessuti specifici. Questa tecnologia consente un rilascio prolungato dell'ormone nell'organismo, un migliore controllo della concentrazione plasmatica e una riduzione degli effetti collaterali grazie all'arricchimento dei principi attivi direttamente nei tessuti bersaglio.

Anche l'applicazione intranasale e sublinguale di ormoni sintetici è sempre più studiata, in quanto queste forme di somministrazione consentono un rapido assorbimento attraverso le membrane mucose e garantiscono che la metabolizzazione epatica sia bypassata. Gli spray intranasali o le compresse sublinguali offrono un effetto rapido e una buona controllabilità della concentrazione ormonale, rendendoli particolarmente adatti per applicazioni a breve termine o per aggiustamenti mirati della dose.

L'ulteriore sviluppo delle forme di dosaggio degli ormoni sintetici mira a migliorare l'efficacia terapeutica, ottimizzare la tollerabilità e aumentare la compliance dei pazienti. La combinazione di sistemi di trasporto innovativi con un controllo preciso del rilascio del farmaco aiuta a individualizzare ulteriormente la terapia ormonale nella medicina sessuale e ad adattarla meglio alle esigenze individuali dei pazienti. La ricerca in corso in questo settore contribuirà allo sviluppo di nuove forme di applicazione che consentano un controllo ancora più preciso dei processi ormonali e migliorino ulteriormente la sicurezza e l'efficacia a lungo termine della terapia ormonale.

## 8.4 Il futuro degli ormoni sintetici nella medicina sessuale

Lo sviluppo futuro degli ormoni sintetici nella medicina sessuale sarà caratterizzato in modo significativo dai progressi dell'endocrinologia, della farmacologia e della biologia molecolare. Le nuove scoperte scientifiche sulle complesse interazioni tra ormoni, neurotrasmettitori e vie di segnalazione vascolare stanno aprendo approcci terapeutici sempre più differenziati che consentono un controllo più preciso dei processi ormonali. Il continuo miglioramento degli ormoni sintetici e delle forme di dosaggio innovative farà progredire ulteriormente l'individualizzazione della terapia ormonale e amplierà in modo sostenibile le opzioni di trattamento dei disturbi sessuali indotti dagli ormoni.

In futuro, la medicina personalizzata svolgerà un ruolo decisivo nella terapia ormonale sessuale . La crescente integrazione delle analisi genetiche ed epigenetiche nella terapia ormonale consente di adattare il trattamento alle capacità metaboliche individuali e alla sensibilità recettoriale di ciascun paziente. Lo sviluppo di marcatori genetici specifici per la sensibilità al testosterone , agli estrogeni o ad altri ormoni sessuali aiuterà ad adattare la terapia in modo più preciso alle esigenze biologiche del paziente, massimizzando così l'efficacia e riducendo al minimo il rischio di effetti collaterali .

La ricerca futura sui modulatori ormonali selettivi differenzierà ulteriormente la terapia ormonale. Mentre i preparati ormonali convenzionali hanno spesso un effetto ampio che influenza vari tessuti e sistemi recettoriali, lo sviluppo di modulatori selettivi dei recettori degli androgeni, degli estrogeni o del progesterone consentirà di controllare in modo mirato specifiche vie di segnalazione. Questa manipolazione altamente specifica dei processi ormonali consentirà un controllo più preciso della libido , dell'eccitabilità sessuale e dei meccanismi vascolari ormono-dipendenti senza effetti collaterali sistemici .

L'ulteriore sviluppo di nuovi sistemi di trasporto migliorerà la biodisponibilità e la stabilità degli ormoni sintetici. L'uso delle nanotecnologie per il controllo mirato del rilascio degli ormoni sintetici consente una durata d'azione più lunga con effetti collaterali ridotti . Sistemi di trasporto liposomiali, formulazioni depot microparticolate o sistemi di rilascio ormonale impiantabili consentiranno in futuro un controllo più stabile ed efficiente dei livelli ormonali. Questi progressi saranno particolarmente importanti per i pazienti che richiedono una terapia ormonale a lungo termine o la cui produzione ormonale endogena è permanentemente compromessa.

La combinazione di approcci terapeutici ormonali e non ormonali diventerà sempre più importante. Le interazioni tra le vie di segnalazione ormonale e i processi neurobiologici sono oggetto di un'intensa ricerca scientifica volta a sviluppare approcci alternativi per influenzare la funzione sessuale. L'integrazione di terapie ormonali sostitutive con la modulazione farmacologica dell'equilibrio neurotrasmettitoriale o delle vie di segnalazione vascolare può contribuire ad aumentare l'efficacia terapeutica, riducendo al contempo la necessità di dosi elevate di ormoni.

Anche le implicazioni etiche e sociali del futuro sviluppo degli ormoni sintetici avranno un ruolo centrale. La crescente possibilità di controllare e modificare in modo specifico i processi ormonali solleva questioni fondamentali sulla definizione di normalità e ottimizzazione nella medicina sessuale. Mentre la terapia ormonale si è tradizionalmente concentrata sul trattamento di carenze ormonali ben definite, i progressi della ricerca aprono sempre più la possibilità di influenzare i processi ormonali anche in individui fisiologicamente sani. L'equilibrio tra necessità medica e auto-ottimizzazione individuale sarà una sfida centrale nel futuro dibattito sull'etica medica.

Il futuro degli ormoni sintetici nella medicina sessuale sarà determinato dall'ulteriore sviluppo di approcci terapeutici innovativi, dalla crescente personalizzazione del trattamento e dall'integrazione di nuove tecnologie farmacologiche. La ricerca scientifica in corso contribuirà a ottimizzare ulteriormente la sicurezza, l'efficacia e la precisione della terapia ormonale e ad aprire nuove possibilità per influenzare in modo specifico la regolazione ormonale della funzione sessuale. La sfida sarà quella di utilizzare i nuovi sviluppi in modo responsabile per promuovere la salute sessuale, tenendo conto delle esigenze individuali e valutando attentamente gli effetti a lungo termine della modulazione ormonale.

# 9. Conclusione

Gli ormoni sintetici svolgono un ruolo cruciale nella moderna terapia sessuale , in quanto consentono di influenzare in modo mirato i processi ormonali essenziali per la funzione sessuale, la libido , l'eccitazione e la percezione emotiva della sessualità . L'importanza di questi ormoni risiede nella loro capacità di compensare gli squilibri ormonali, controllare in modo specifico i processi endocrini e modulare aspetti specifici della sessualità senza alterare l'equilibrio ormonale generale. Mentre gli ormoni endogeni sono soggetti a fluttuazioni naturali nella loro produzione e nei loro effetti e sono influenzati da numerosi fattori fisiologici e psicologici, gli ormoni sintetici consentono di controllare la regolazione ormonale. Di conseguenza, possono essere utilizzati non solo per trattare i disturbi sessuali indotti dagli ormoni, ma anche per ottimizzare le funzioni sessuali e migliorare la qualità della vita individuale. I progressi della ricerca biomedica hanno portato a un continuo sviluppo degli ormoni sintetici, migliorandone l'efficacia , riducendo al minimo gli effetti collaterali e aprendo nuove possibilità terapeutiche.

Gli ultimi sviluppi nel campo degli ormoni sintetici si concentrano sullo sviluppo di modulatori ormonali selettivi che consentono di colpire sistemi recettoriali specifici senza causare effetti sistemici indesiderati. Mentre le terapie ormonali convenzionali hanno spesso un effetto ampio e influenzano anche tessuti non rilevanti per l'effetto terapeutico desiderato, i moderni ormoni sintetici consentono un controllo più differenziato delle vie di segnalazione ormonale. Particolarmente promettenti sono i modulatori selettivi dei recettori degli androgeni e degli estrogeni, che possono influenzare aspetti specifici della funzione sessuale senza esercitare effetti collaterali indesiderati su altri sistemi di organi. Questi nuovi principi attivi sono caratterizzati da un legame più preciso con i recettori bersaglio e consentono una terapia ormonale personalizzata che può essere adattata maggiormente alle esigenze fisiologiche individuali dei pazienti.

Un altro importante progresso nello sviluppo degli ormoni sintetici riguarda il miglioramento delle forme di applicazione che garantiscono un rilascio più stabile e duraturo dei principi attivi ormonali. Mentre le preparazioni orali e transdermiche sono già ampiamente utilizzate, le ultime ricerche dimostrano che i depositi ormonali impiantabili, i sistemi di somministrazione microfluidici e i sistemi di trasporto basati su nanoparticelle consentono un dosaggio più preciso e una distribuzione più uniforme degli ormoni nell'organismo. Il rilascio controllato per periodi di tempo più lunghi riduce le fluttuazioni dei livelli ormonali, che spesso possono portare a un'efficacia variabile e a effetti collaterali indesiderati nelle forme di terapia convenzionali. Le nanotecnologie, in particolare, aprono nuove prospettive per il controllo mirato dell'azione ormonale, indirizzando gli agenti ormonali a cellule o tessuti specifici, aumentando così l'efficacia terapeutica e riducendo il rischio di effetti collaterali sistemici.

I progressi della genetica e dell'epigenetica hanno inoltre aperto la possibilità di determinare con maggiore precisione la sensibilità ormonale individuale e il metabolismo degli ormoni sintetici, aprendo la strada alla terapia ormonale personalizzata. Le variazioni genetiche nei recettori ormonali e negli enzimi responsabili della metabolizzazione degli ormoni influenzano in modo significativo l'efficacia e la tollerabilità degli ormoni sintetici. Le moderne procedure diagnostiche consentono di analizzare in dettaglio questi fattori genetici, permettendo di adattare la terapia in modo più preciso alle esigenze fisiologiche individuali. Combinando le analisi genetiche con biomarcatori avanzati, il dosaggio degli ormoni sintetici può essere regolato in modo ancora più specifico, aumentando così l'efficacia terapeutica e riducendo al minimo i rischi potenziali.

Lo sviluppo di terapie combinate che combinano trattamenti ormonali con altri interventi farmacologici o comportamentali rappresenta un'altra innovazione pionieristica. La consapevolezza che la disfunzione sessuale non è causata esclusivamente da squilibri ormonali, ma si basa su una complessa interazione tra processi ormonali, neurobiologici e psicologici, ha portato a nuovi concetti terapeutici che integrano diversi approcci di trattamento. Particolarmente promettenti sono le ricerche sulle interazioni tra ormoni e sistemi neurotrasmettitoriali, responsabili della regolazione dell'eccitazione sessuale, dell'elaborazione emotiva della sessualità e dei sistemi di ricompensa neuronale. La combinazione mirata di agenti ormonali con sostanze neuroattive che agiscono specificamente sulle vie di segnalazione della dopamina, della serotonina o dell'ossitocina può ottenere effetti sinergici che consentono un trattamento più completo e personalizzato.

Lo sviluppo futuro degli ormoni sintetici si baserà sempre più su un approccio interdisciplinare che integra le scoperte di endocrinologia, farmacologia, neuroscienze e genetica. L'efficacia degli ormoni sintetici nella terapia sessuale sarà ulteriormente ottimizzata grazie al continuo sviluppo di nuovi principi attivi, al miglioramento delle procedure diagnostiche e al perfezionamento di approcci terapeutici personalizzati. La sfida a lungo termine consiste nel combinare la modulazione mirata delle vie di segnalazione ormonale con benefici sostenibili per la salute e nel migliorare ulteriormente l'equilibrio tra efficacia terapeutica e possibili effetti collaterali.

La ricerca si sta concentrando sempre di più sullo sviluppo di strategie di trattamento individualizzate che non si limitino alla regolazione biologica degli ormoni sessuali, ma tengano conto anche degli aspetti psicologici e sociali. I progressi della ricerca sull'epigenetica e sui fattori ambientali che influenzano la regolazione ormonale contribuiranno a perfezionare ulteriormente la terapia ormonale e a integrare nei concetti di trattamento l'influenza di fattori esterni come lo stress, la dieta e lo stile di vita. Questo approccio olistico cambierà radicalmente la terapia sessuale e consentirà di trattare gli squilibri ormonali in modo più mirato e sostenibile.

La ricerca scientifica in corso sugli ormoni sintetici continuerà ad aprire nuove prospettive per la medicina sessuale in futuro e porterà il trattamento dei disturbi sessuali ormonali a un nuovo livello. La crescente individualizzazione della terapia, il controllo più preciso dei processi ormonali e l'integrazione di nuove tecnologie biomediche contribuiranno a garantire un uso ancora più efficace e sicuro degli ormoni sintetici. La stretta collaborazione tra diverse discipline scientifiche sarà fondamentale per garantire che gli ormoni sintetici non vengano utilizzati solo per il trattamento sintomatico dei disturbi sessuali, ma consentano anche un miglioramento a lungo termine della salute sessuale e del benessere generale.

# 10. Indice

Amigdala 32
Androgeni 6, 76, 81, 82, 83, 85, 88
Produzione di androgeni 45, 46
Andropausa 5, 41, 42, 43, 44
Ormoni bioidentici 56, 57
Sostanze messaggere 11, 21
Forma di dosaggio 59, 62, 65, 74, 77, 82
Deidroepiandrosterone 30, 80, 81, 82, 83, 84, 85, 86
Diabete 5, 50, 51, 108
Dopamina 23, 33, 94, 127, 138
Dosaggio 6, 13, 16, 27, 33, 40, 61, 62, 67, 68, 69, 70, 74, 79, 80, 82, 84, 90, 97, 116, 126, 129, 137, 138
Ovaie 11, 22, 23, 92
Ovulazione 22, 23, 45
Endometriosi 11
Disfunzione erettile 6, 14, 63
disfunzione erettile 13
Fertilità 45
Gonadi 21, 22, 23
Progestinici 12, 17, 19, 23, 30, 70, 71, 72, 73, 74, 76

Glucocorticoidi 12, 17
Gonadi 5, 21, 25, 26, 27, 29, 37, 38, 39, 45, 48, 83
Ippocampo 32
Testicoli 11, 22, 23, 26, 29, 39, 63, 83, 94
Terapia ormonale sostitutiva 11, 12, 24, 30, 106
Recettori ormonali 13, 16, 43, 127, 128, 137
Iperprolattinemia 5, 24, 47, 48, 49, 50
Ipogonadismo 5, 6, 38, 39, 40, 41, 63, 107
Ghiandola pituitaria 11, 21, 22, 23, 24, 25, 26, 39, 47, 49, 50
Ipotalamo 5, 21, 22, 25, 26, 27, 29, 32, 37, 39, 45, 47, 48, 101
Asse ipotalamo-ipofisi-gonadi 21, 25, 26, 27, 29, 37, 45, 48
Iniezione 61, 131
Terapia combinata 101, 127
Terapie ormonali sostitutive combinate 19
Libido 5, 6, 12, 14, 20, 23, 24, 27, 28, 31, 35, 36, 38, 39, 40, 42, 43, 46, 47, 48, 51, 63, 64,

66, 67, 70, 72, 73, 75,
77, 78, 80, 81, 84, 85,
87, 88, 89, 90, 91, 92,
93, 95, 96, 100, 101,
103, 104, 105, 107,
110, 111, 119, 122,
125, 134, 136
Perdita della libido 6, 13,
19, 23, 63, 64
Lubrificazione 6, 14, 20,
24, 36, 42, 43, 46, 49,
51, 70, 71, 72, 73, 75,
76, 77, 86
Menopausa 5, 6, 11, 24,
40, 41, 42, 43, 44, 65,
66, 67, 71, 73, 74, 75,
76
Modulazione del recettore
della neurochinina-3
101
Ghiandole surrenali 11, 50,
52
Corteccia surrenale 29, 30,
36, 52, 83
Effetti collaterali 6, 7, 12,
13, 15, 16, 17, 18, 19,
25, 27, 28, 31, 41, 54,
57, 60, 65, 67, 68, 69,
70, 78, 80, 82, 89, 97,
107, 108, 109, 112,
124, 126, 129, 132,
133, 134, 136, 137,
139
Neurotrasmettitori 23, 30,
32, 33, 127
Somministrazione orale
62, 131
Capacità di orgasmo 94

Osteoporosi 17, 39, 78
Estradiolo 22, 83, 84
Estrogeni 5, 6, 7, 12, 14,
19, 22, 23, 28, 29, 30,
33, 36, 67, 70, 71, 72,
73, 74, 76, 78, 81, 82,
83, 84, 85, 86, 88, 92,
93, 94, 109, 129
Sindrome ovarica 5, 44,
45, 46
Ossitocina 22, 33, 127,
138
Fosfodiesterasi-5 100
Progesterone 5, 12, 17,
22, 26, 28, 30, 33, 36,
39, 40, 42, 43, 48, 65,
108
Prolattina 21, 24, 47, 48,
49, 50
Prolattinomi 49
Recettori 13, 16, 26, 27,
32, 37, 42, 49, 50, 54,
56, 57, 60, 64, 66, 69,
71, 84, 87, 88, 96,
101, 124, 125
Ghiandola tiroidea 11, 51
Disturbi della tiroide 11
Serotonina 23, 33, 94,
127, 138
Sessualità 4, 5, 10, 11,
14, 18, 20, 21, 23, 24,
32, 33, 35, 36, 37, 44,
65, 68, 91, 93, 95, 96,
102, 105, 120, 122,
123, 136, 138
Terapia sessuale 13, 19,
20, 23, 27, 28, 31, 34,
37, 44, 55, 58, 60, 72,

81, 82, 84, 87, 104,
114, 115, 117, 120,
123, 124, 126, 127,
128, 130, 133, 136,
139
Disfunzioni sessuali 14
Avversione sessuale 14
Spermatogenesi 22
Ormoni steroidei 30, 83,
111
Ormoni di controllo 26,
40, 45, 48
Testosterone 5, 6, 12, 14,
17, 22, 23, 26, 28, 30,
36, 40, 48, 52, 63, 64,
66, 67, 68, 81, 83, 86,
88, 90, 91, 92, 93, 94,

101, 105, 107, 111,
129, 133
Terapia con testosterone
6, 43, 63, 64, 65, 67,
90, 91, 125
Applicazione transdermica
61, 131
Transgender 6, 87, 88,
89, 103, 105, 116
Secchezza vaginale 15
Vasopressina 22, 33
Ormoni della crescita 108
Efficacia 6, 11, 15, 18,
25, 30, 58, 65, 67, 68,
69, 70, 73, 82, 115,
117, 124, 126, 127,
130, 132, 136, 137,
139